Medizin & Gesundheit: Hilft das überhaupt?

Wissenschaftlich fundierte Erkenntnisse zur Wirksamkeit
natürlicher Heilmittel und Hilfsmittel

Michael Petersen

Redaktion mediportal-online

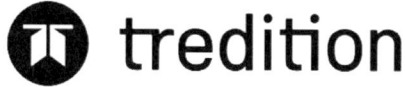 tredition

Michael Petersen:

Medizin & Gesundheit: Hilft das überhaupt?

Wissenschaftlich fundierte Erkenntnisse zur Wirksamkeit natürlicher Heilmittel und Hilfsmittel

Copyright © 2025 Michael Petersen, Redaktion mediportal-online

M+V Medien- und Verlagsservice Germany Unternehmergesellschaft (haftungsbeschränkt)

Website: mediportal-online.eu

Lektorat: Bettina Frey

Cover, Buchgestaltung: M+V Medien- und Verlagsservice Germany UG

Bild im Titel: iStockphotos

Alle Rechte vorbehalten.

Druck und Distribution im Auftrag des Autors:

tredition GmbH, Heinz-Beusen-Stieg 5, 22926 Ahrensburg, Deutschland

Kontaktadresse nach EU-Produktsicherheitsverordnung: kontakt@mediportal-online.eu

ISBN: 978-3-384-60436-1

.

WIDMUNG

Dieses Werk ist allen denjenigen Menschen gewidmet, die sich für wissenschaftlich fundierte Erkenntnisse zu natürlichen Mitteln interessieren.

Inhaltsverzeichnis

DANKSAGUNG

Mein Dank gilt allen Forschungseinrichtungen, die sich für die wissenschaftlich fundierten Untersuchungen zur Wirksamkeit natürlicher Mittel einsetzen und denjenigen Institutionen, die die Erkenntnisse verbreiten. Nur so war dieses Werk überhaupt möglich.

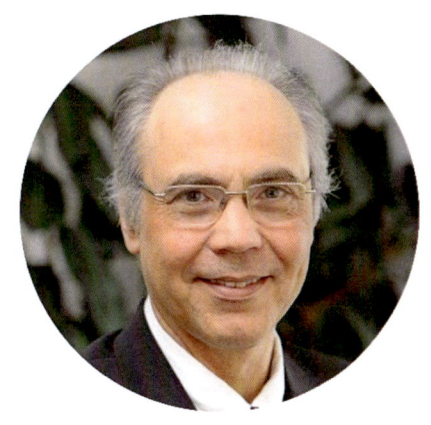

VORWORT

„Hilft das überhaupt" - diese Frage stellen täglich Millionen von Menschen, seien es Ärzte, Therapeuten, Apotheker oder Patienten. Das ist verständlich. Bei der Lösung gesundheitlicher Herausforderungen schwingt immer die Unsicherheit mit, ob eine Maßnahme überhaupt ihre Wirkung hat. Dies gilt vor allem gegenüber der schier unüberschaubaren Flut von Hilfsmitteln aus der Natur.

Während es in der Pharmazie selbstverständlich ist, dass umfangreiche Studien zur Zulassung eines Medikaments vorliegen müssen, besteht in weiten Kreisen der Öffentlichkeit noch immer der Trugschluss, dass in der Naturmedizin alles nur auf Meinungen und Hoffnungen allenfalls noch Placebo-Effekten beruhe.

Doch auch hier gibt es zahlreiche Studien und Untersuchungen. Inzwischen beschäftigen sich viele Universitäten mit dieser Frage.

Die Redaktion hat auszugsweise neuere wissenschaftliche Erkenntnisse aus jüngerer Vergangenheit zu Hilfsmitteln aus der Natur gesammelt und in dieses Werk eingebracht. Kurz und bündig auf das Wesentliche konzentriert. Mit weiterführenden Quellen zum vertieften Studium.

Es dient zur Wissensvermittlung für alle, die sich für die Naturmedizin interessieren, aber auch der Fortbildung für diejenigen, die beruflich damit umgehen müssen.

Es soll Anwendern und Therapeuten helfen, zu wissen, welchen Nutzwert die vorgestellten Hilfsmittel haben. Dementsprechend hilft es auch zur Vorbereitung auf die ewigen Diskussionen zum Thema Wirksamkeit und

Nachweis, wie sie uns in der Praxis regelmäßig begegnen.

Neben den Studien zu pflanzlichen Inhaltsstoffen werden auch Studien zu vielen weiteren natürlichen Maßnahmen und deren Wirksamkeit erläutert, wie beispielsweise zur Ernährung, Lebensstil etc.

Die Redaktion wünscht eine spannende und erkenntnisreiche Lektüre.

Michael Petersen, Chefredaktion
Redaktion mediportal-online

Noch ein Hinweis an dieser Stelle, bevor Sie in das Buch einsteigen:

Der Inhalt des Buches wurde sorgfältig recherchiert und aufbereitet. Gleichwohl kann keine Haftung hinsichtlich der Angaben übernommen werden. Es geht vielmehr darum, Ihnen das gesammelte Wissen mitzugeben, damit Sie sich ein eigenes Bild machen können. Die weitere Nutzung der Informationen erfolgt auf Ihre eigene Gefahr. Gegebenenfalls werden Sie sich mit einem versierten Therapeuten beraten.

Der Autor behält sich vor, in einer etwaigen Neuauflage weiter gesammeltes Wissen und Erfahrungen zu ergänzen beziehungsweise bisherige Angaben zu ändern.

Bei der Aufbereitung der Texte unterstützte uns eine wertvolle Helferin, die in der Zukunft eine große Bedeutung für nahezu alle Lebensbereiche hat: die Künstliche Intelligenz (KI). Sie hat uns geholfen, aus den Studien präzise das Wesentliche herauszuarbeiten. Dadurch konnte sich die Redaktion auf ihre eigentliche Aufgabe konzentrieren: die Auswahl und Analyse der Studien sowie die Fertigstellung der finalen Beiträge.

Zur besseren Lesbarkeit haben wir bei Bezeichnungen von Personen, Personengruppen und personenbezogenen Hauptwörtern größtenteils die männliche Form verwendet. Die verwendeten Begriffe sind grundsätzlich für alle Geschlechter im Sinne der Gleichbehandlung zu verstehen. Sie beinhalten keine Wertung.

Herzlichen Dank für Ihr Verständnis.

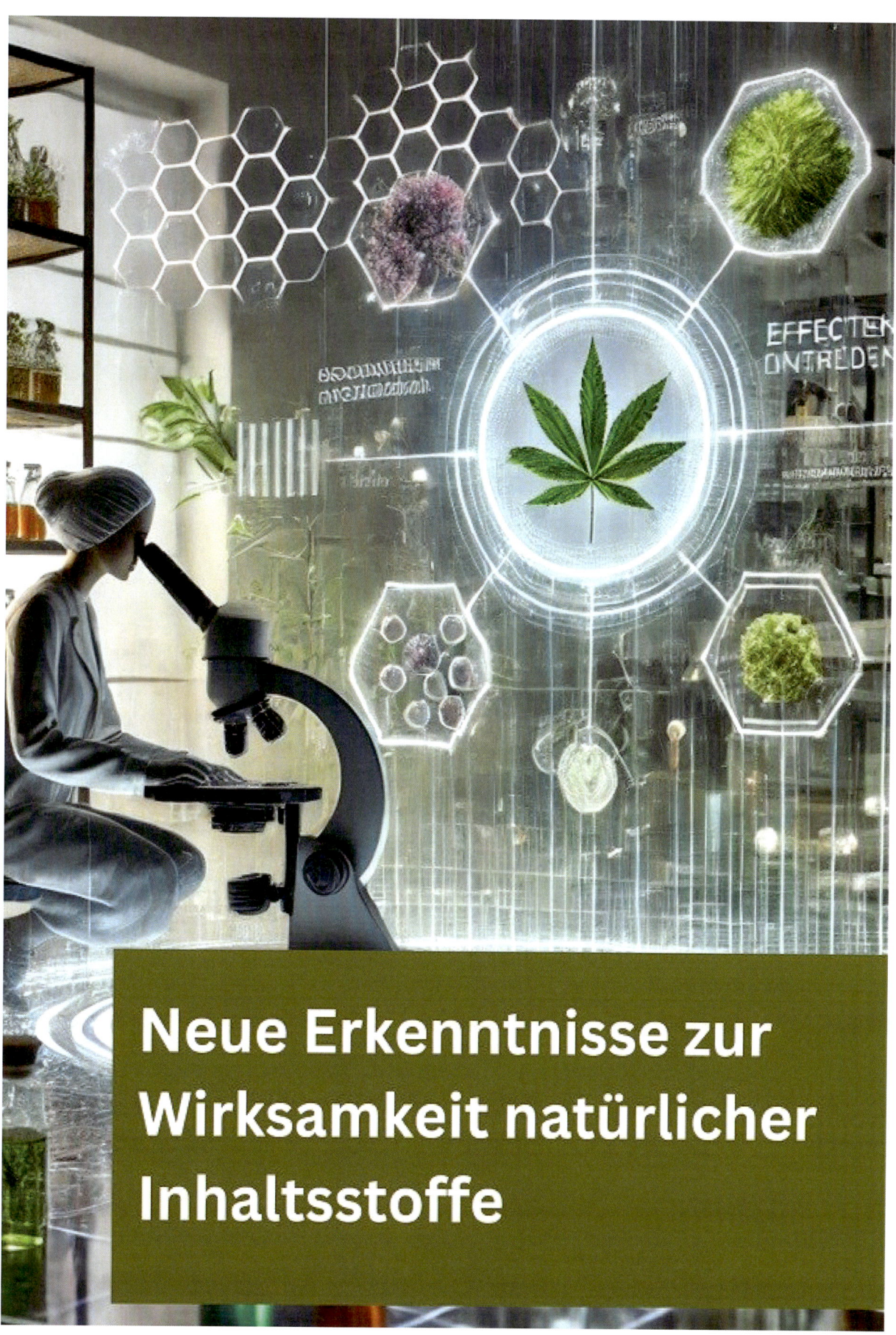

Neue Erkenntnisse zur Wirksamkeit natürlicher Inhaltsstoffe

Neue Erkenntnisse zur Wirksamkeit natürlicher Inhaltsstoffe

Grüner Tee: Unerwartet gesunde Überraschung

Grüner Tee ist im fernen Osten ein jahrtausendelanger Begleiter des Alltags – und längst auch bei uns zum Liebling vieler Teeliebhaber avanciert. Mit seinem hohen Gehalt an Katechinen, einer Art pflanzlicher Antioxidantien, gilt er als wahres Wundermittel für Gesundheit und Langlebigkeit. Doch jetzt wirft eine überraschende Entdeckung der Eidgenössischen Technischen Hochschule Zürich (ETH) ein völlig neues Licht auf das bekannte Heißgetränk.

Die Forscher fanden heraus, dass Katechine den oxidativen Stress im Körper nicht wie bisher angenommen verringern – sie kurbeln ihn sogar an!

Was auf den ersten Blick alarmierend klingt, entpuppt sich als raffinierter Trick der Natur.

Statt einfach Sauerstoffradikale zu neutralisieren, setzen die Katechine den Körper gezielt unter kurzfristigen oxidativen Stress. Dieser sanfte "Schock" bringt die Zellen dazu, ihre eigene Abwehr zu stärken.
Katechine sind also weniger klassische Antioxidantien, sondern vielmehr geschickte Pro-Oxidantien, die dem Organismus beibringen, sich selbst besser zu schützen.

Der Clou: Die positiven Effekte entstehen nicht durch das Immunsystem, sondern durch die Aktivierung bestimmter Gene. Diese Gene bringen schützende Enzyme wie Superoxid-Dismutase und Catalase hervor, die anschließend die gefährlichen Sauerstoffradikale unschädlich machen – eine natürliche Superkraft für die Zellen.

Grüner Tee bleibt also ein wahres Gesundheitselixier, auch wenn seine Wirkungsweise komplexer ist als gedacht.

Die Forscher raten dennoch zur Vorsicht bei konzentrierten Extrakten. In zu hohen Dosen können Katechine schädlich wirken und sogar den

Energiestoffwechsel der Zellen ausbremsen – was besonders der Leber schaden kann. Eine gute Tasse grüner Tee ist also genau die richtige Dosis.

Quelle:

Tian J, Geiss C, Zarse K, Madreiter-Sokolowski CT, Ristow M. Green tea catechins EGCG and ECG enhance the fitness and lifespan of Caenorhabditis elegans by complex I inhibition. Aging (Albany NY). 2021 Oct 4;13. doi: 10.18632/aging.203597

Pressemeldung: Katechine des Grüntees fördern oxidativen Stress, Eidgenössische Technische Hochschule Zürich (ETH Zürich), Informationsdienst Wissenschaft (idw),
https://idw-online.de/de/news 778123

Selen und Kupfer: Ein spannendes Zusammenspiel im Körper

Neueste Forschungsergebnisse werfen ein faszinierendes Licht auf die Regulation des lebenswichtigen Spurenelements Selen. Ob für das Immunsystem, die Schilddrüse oder das Gehirn – Selen spielt in unserem Körper eine Schlüsselrolle.

Dabei nehmen wir es hauptsächlich über tierische Lebensmittel wie Milch, Eier und Fleisch auf. Doch der Weg von Selen zu seinem Zielort im Körper ist keine Einbahnstraße – er hängt entscheidend von einem weiteren Element ab: Kupfer.

Der Transport von Selen erfolgt über das sogenannte Selenprotein P, das in der Leber gebildet wird.

Und genau hier kommt Kupfer ins Spiel: Forscher der Universität Jena haben entdeckt, dass der Kupfer-Spiegel im Körper direkt mit der Selen-Konzentration in der Leber zusammenhängt.

Wenn der Kupfer-Gehalt steigt, erhöht sich auch der Selen-Spiegel – ein überraschender Zusammenhang, der durch Untersuchungen an Zellkulturen und Modellen der Wilson-Krankheit, einer Störung des Kupferstoffwechsels, aufgedeckt wurde.

Diese bahnbrechenden Erkenntnisse bieten nicht nur einen neuen Blick auf die Mechanismen von Entzündungsprozessen und den Alterungsprozess. Sie sind auch besonders bedeutsam für Menschen, die wenig oder keine tierischen Lebensmittel konsumieren, wie Vegetarier und Veganer. Denn für sie könnte das Wissen über die Wechselwirkungen zwischen Kupfer und Selen neue Wege eröffnen, den Selen-Haushalt gezielt zu unterstützen.

Fazit: Selen braucht Kupfer – ein faszinierendes Beispiel dafür, wie eng die Stoffwechselprozesse in unserem Körper miteinander verwoben sind.

Quelle:

Schwarz, M., Meyer C.E., Löser, A. et al.: Excessive copper impairs intrahepatocyte trafficking and secration of selenoprotein P. Nat Commun 14, 3479 2023, https://doi.org/10.1038/s41467-023-39245-3

Pressemeldung: Wie der Selen-Status reguliert wird, Friedrich-Schiller-Universität Jena, Informationsdienst Wissenschaft (idw),
https://idw-online.de/de/news816364

Vitamin D: Mehr als nur ein Sonnenschein-Vitamin – Potenzial gegen Krebs entdeckt

Vitamin D kann weit mehr, als nur für starke Knochen zu sorgen. In Ländern wie den USA, Kanada und Finnland wird es längst vielen Lebensmitteln zugesetzt. Das hat einen guten Grund: Ein Mangel an diesem wichtigen Vitamin erhöht nicht nur das Risiko für Muskel- und Knochenschwäche, sondern macht uns auch anfälliger für Infekte und steht im Verdacht, an der Entstehung verschiedener Krankheiten mitzuwirken.

Besonders spannend: Neueste Forschungsergebnisse zeigen, dass Vitamin D sogar die Überlebenschancen bei Krebs verbessern könnte.

Eine umfangreiche Analyse mehrerer Studien ergab, dass die Sterblichkeit bei Krebserkrankungen durch die Einnahme von Vitamin-D-Präparaten um rund 13 Prozent gesenkt werden kann.

Diese Erkenntnisse haben Forscher des Deutschen Krebsforschungszentrums (DKFZ) dazu inspiriert, mithilfe statistischer Berechnungen herauszufinden, was passieren würde, wenn Europa systematisch auf Vitamin-D-angereicherte Lebensmittel setzen würde.

Ihr Ergebnis? Über 100.000 krebsbedingte Todesfälle pro Jahr könnten dadurch verhindert werden.

Die Wissenschaftler durchforsteten Datenbanken und untersuchten Richtlinien zur Vitamin-D-Zugabe aus 34 europäischen Ländern. Sie verknüpften die Informationen mit Forschungsergebnissen zu den Auswirkungen von Vitamin D auf die Sterblichkeitsrate bei Krebs und entwickelten ein Modell, das beeindruckende Zahlen lieferte: Würden alle europäischen Länder ihre Lebensmittel mit ausreichend Vitamin D anreichern, könnten jährlich etwa 130.000 Krebstodesfälle – rund neun Prozent – vermieden werden.

Quelle:

Tobias Niedermaier, Thomas Gredner, Sabine Kuznia, Ben Schöttker, Ute Mons, Jeroen Lakerveld, Wolfgang Ahrens, Hermann Brenner. Vitamin D food fortification in European countries: The underused potential to prevent cancer deaths. European Journal of Epidemiology 2022, DOI: 10.1007/s10654-022-00867-4

Pressemeldung: Vitamin D-Anreicherung von Lebensmitteln – Potenziale auch für die Krebsprävention, Deutsches Krebsforschungszentrum, Informationsdienst Wissenschaft (idw),
https://idw-online.de/de/news794260

Die überraschenden Vorteile von Vitamin D und Omega-3 für Senioren

Bis 2030 wird jeder dritte Europäer das 65. Lebensjahr erreicht haben – eine beeindruckende Statistik, die uns daran erinnert, wie wichtig es ist, auch im Alter körperlich und geistig fit zu bleiben.

Doch wie können wir ein aktives, gesundes Leben bis ins hohe Alter unterstützen?

Genau diese Frage stellte sich die größte europäische Altersstudie, die DO-HEALTH-Studie, und lieferte spannende Einblicke in einfache Präventionsmaßnahmen.

In der dreijährigen Untersuchung wurden 2.157 gesunde Erwachsene aus verschiedenen europäischen Ländern begleitet. Dabei nahmen die Teilnehmenden entweder Omega-3-Fettsäuren, Vitamin D3, führten ein Krafttraining durch oder erhielten ein Placebo. Die Ergebnisse? Erstaunlich.

Omega-3-Fettsäuren senkten das Risiko für Infektionen um 11 Prozent, insbesondere in den Atemwegen und Harnwegen. Vitamin D3 zeigte ebenfalls beachtliche Effekte: Es reduzierte den systolischen Blutdruck bei Männern und verringerte das Infektionsrisiko bei jüngeren Senioren (70 bis 74 Jahre) sogar um 16 Prozent.

Diese Entdeckungen sind nicht nur spannend, sondern auch bedeutsam: Sie zeigen, dass einfache, sichere und erschwingliche Maßnahmen helfen können, die Gesundheit älterer Menschen nachhaltig zu fördern.

Doch das ist erst der Anfang. Die DO-HEALTH-Studie birgt noch mehr Potenzial. Zukünftige Analysen sollen untersuchen, wie sich diese Präventionsmaßnahmen auf Krebserkrankungen, Herz-Kreislauf-Probleme, Stürze und Gebrechlichkeit auswirken. Ziel ist es, personalisierte Strategien zu entwickeln, die das gesunde Altern weiter voranbringen.

Die Botschaft ist klar: Ein gesunder Lebensabend ist kein Zufall – mit den richtigen Präventionsmaßnahmen liegt er in greifbarer Nähe!

Quelle:
Heike A. Bischoff-Ferrari et all. for the DO-HEALTH Research Group. Effect of Vitamin D Supplementation, Omega-3 Fatty Acid Supplementation, or a Strength-Training Exercise Program on Clinical Outcomes in Older Adults. The DO-HEALTH Randomized Clinical Trial. JAMA, 10. November 2020. Doi: 10.1001/jama.2020.16909

Pressemeldung: Vitamin D und Omega-3-Fettsäuren fördern Gesundheit in Untergruppen von aktiven älteren Menschen, Universität Zürich,

Informationsdienst Wissenschaft (idw),
https://idw-online.de/de/news757567

Vitamin D3: Ein überraschender Helfer bei allergischem Asthma

Könnte Vitamin D3 mehr bewirken, als wir bisher dachten? Eine aktuelle Studie der Universität Erlangen-Nürnberg liefert spannende Erkenntnisse: Die Einnahme von Vitamin D3 als Nahrungsergänzungsmittel kann Asthmasymptome deutlich lindern und die Schwere der Erkrankung reduzieren – eine Nachricht, die viele Betroffene aufhorchen lassen dürfte!

In der Studie untersuchten die Forschenden sowohl Vorschulkinder als auch Erwachsene und konzentrierten sich dabei auf den Vitamin-D3-Spiegel im Blut und dessen Auswirkungen auf den Krankheitsverlauf. Das Ergebnis? Mit der zusätzlichen Einnahme von Vitamin D3 waren die Asthmasymptome weniger ausgeprägt, und die Teilnehmenden benötigten weniger steroidhaltige Medikamente.

Doch damit nicht genug: Ein höherer Vitamin-D3-Spiegel zeigte überraschende Effekte auf die Immunabwehr.

In bestimmten Blutzellen fanden die Wissenschaftler mehr von einem Protein namens Blimp-1, das die Aktivität von T-Helferzellen reguliert – ein zentraler Faktor für die Steuerung der Immunantwort. Und im Mausmodell entdeckten sie sogar eine Abnahme allergiefördernder Antikörper (IgE), begleitet von einer antientzündlichen Wirkung des Immunsystems.

Besonders faszinierend war eine weitere Entdeckung:

Vitamin D3 scheint einen positiven Einfluss auf langlebige Gedächtnis-T-Zellen zu haben. Diese Zellen spielen eine Schlüsselrolle bei der langfristigen Immunantwort – ein Aspekt, der bei Asthma bisher wenig beleuchtet wurde.

Diese Forschungsergebnisse werfen ein neues Licht auf die Bedeutung von Vitamin D3 und eröffnen vielversprechende Perspektiven für die Behandlung von allergischem Asthma.

Quelle:

Janina C. Grund, Krammer, RPh. Zuqin Yang, MSc, Hannah Mitländer, Manfred Rauh, PhD, Sabine Zirlik, MD, Alexander Kiefer, MD, Theodor Zimmermann, MD, Ralf J. Rieker, MD, Carol I. Geppert, MD, Nikolaos G. Papadopoulos, MD, Susetta Finotto, PhD, Vitamin D_3 resolved human and experimental asthma via B lymphocyte–induced maturation protein 1 in T cells and innate lymphoid cells, https://doi.org/10.1016/j.jacig.2023.100099

Pressemeldung: Wie Vitamin D3 bei allergischem Asthma hilft, Friedrich-Alexander-Universität Erlangen-Nürnberg, Informationsdienst Wissenschaft (idw), https://idw-online.de/de/news813029

Vitamin B12: Ein Hoffnungsträger im Kampf gegen Alzheimer?

Vitamin B12 ist bekannt dafür, eine Schlüsselrolle in zahlreichen lebenswichtigen Prozessen unseres Körpers zu spielen – von der Zellteilung über die Blutbildung bis hin zur Funktion von Nervenzellen.

Doch könnte dieses unscheinbare Vitamin auch eine Rolle bei der Vorbeugung oder Verzögerung von Alzheimer spielen?
Spannende neue Erkenntnisse von Wissenschaftlern der SRH Hochschule für Gesundheit und der Universität des Saarlandes legen genau das nahe.

Die Alzheimer-Erkrankung ist durch die Ansammlung bestimmter Eiweiße – sogenannter Amyloid-ß (Aß) – im Gehirn gekennzeichnet.

Diese Eiweißmoleküle sammeln sich an, wenn das empfindliche Gleichgewicht zwischen deren Aufbau und Abbau gestört ist, insbesondere im Alter. Die Folge: Aus kleineren Ablagerungen entstehen größere Plaques, die die Gehirnzellen schädigen.

Entscheidend für diesen Prozess ist die Zellmembran, die zu einem großen Teil aus Fetten besteht. Eine besondere Rolle spielen dabei sogenannte Plasmalogene, denen eine schützende Funktion zugeschrieben wird. Doch diese wichtigen Fette sind äußerst anfällig gegenüber freien Radikalen und oxidativem Stress – und hier kommt Vitamin B12 ins Spiel.

Die Forscher haben entdeckt, dass ein Mangel an Vitamin B12 den Plasmalogene-Spiegel in der Zellmembran drastisch senkt. Das führt zu einer veränderten Fettzusammensetzung der Membran, was wiederum die schädliche Bildung von Amyloid-ß direkt begünstigt. Einfach ausgedrückt:

Ohne genügend Vitamin B12 fehlen der Zellmembran wichtige Schutzmechanismen, die den Aufbau der gefährlichen Ablagerungen bremsen könnten.

Doch das ist noch nicht alles. Vitamin B12 scheint auch bei der Entgiftung der Zellen eine entscheidende Rolle zu spielen. Es hilft, freie Radikale und oxidativen Stress – beides treibende Kräfte bei der Schädigung von Nervenzellen – zu reduzieren.

Die bisherigen Erkenntnisse zeigen, dass ein Vitamin-B12-Mangel möglicherweise ein Risikofaktor für Alzheimer sein könnte.

Gleichzeitig eröffnet sich ein spannender Ansatz: Könnte eine gezielte Versorgung mit Vitamin B12 helfen, die Entwicklung der Erkrankung zu verlangsamen? Angesichts der Tatsache, dass etwa jede fünfte Person über 60 in der westlichen Welt von einem Vitamin-B12-Mangel betroffen ist, könnten die Auswirkungen dieser Forschung weitreichend sein. Weitere Studien sollen nun klären, wie sich Vitamin B12 gezielt einsetzen lässt, um Alzheimer entgegenzuwirken.

Fazit: Mehr als ein Stoffwechselhelfer

Vitamin B12 könnte weit mehr sein als ein stiller Helfer in Stoffwechselprozessen. Die Forschung zeigt: Dieses Vitamin könnte eine Schlüsselrolle im Kampf gegen eine der gravierendsten Erkrankungen des Alters spielen. Noch ist vieles unklar, doch die bisherigen Erkenntnisse machen Hoffnung – und laden dazu ein, einen genaueren Blick auf die eigene Versorgung mit Vitamin B12 zu werfen.

Quelle:

Elena Leoni Theiss †, Lea Victoria Griebsch †, Anna Andrea Lauer, Daniel Janitschke, Vincent Konrad Johannes Erhardt, Elodie Christiane Haas, Konstantin Nicolas Kuppler, Juliane Radermacher, Oliver Walzer, Dorothea Portius, Heike Sabine Grimm, Tobias Hartmann, and Marcus Otto Walter Grimm, Experimental Neurology, Saarland University, 66424 Homburg, Germany, u.a., Vitamin B12 Attenuates Changes in Phospholipid Levels Related to Oxidative Stress in SH-SY5Y Cells, https://www.mdpi.com/2073-4409/11/16/2574

Pressemeldung: Wie Vitamin B12 die Alzheimer-Erkrankung beeinflusst, SRH Hochschule für Gesundheit, Informationsdienst Wissenschaft (idw), https://idw-online.de/de/news801194

Vitamin K: Der Zellschutz mit verborgenem Talent

Vitamin K hat mehr drauf, als bisher bekannt war – und jetzt gibt es spannende Neuigkeiten! Wissenschaftler des Helmholtz Zentrums München, einem führenden Forschungsinstitut für Gesundheit und Umwelt, haben eine faszinierende neue Rolle dieses Vitamins entdeckt. In seiner vollständig reduzierten Form zeigt Vitamin K eine erstaunliche Fähigkeit:

Es wirkt als fettlösliches Antioxidans und schützt Zellmembranen, indem es gefährliche Sauerstoffradikale einfängt.

Das Besondere daran? Vitamin K kann die sogenannte Ferroptose hemmen. Bei der Ferroptose handelt es sich um eine Form des Zelltodes, die durch die oxidative Zerstörung von Zellmembranen ausgelöst wird – mit zellulärem Eisen als Schlüsselspieler in diesem Prozess.

Das hat weitreichende Konsequenzen, denn Ferroptose wird als möglicher Auslöser für Krankheiten wie Alzheimer angesehen. Könnte Vitamin K also der Schlüssel zu neuen Therapien sein? Die Forscher sind optimistisch und sehen großes Potenzial.

Doch das ist nicht alles. Die Wissenschaftler haben gleichzeitig ein jahrzehntealtes Rätsel um den Vitamin-K-Stoffwechsel gelöst.

Sie entschlüsselten die Identität eines bisher unbekannten Enzyms, das entscheidend für die Blutgerinnung ist. Das Enzym FSP1 (Ferroptosis Suppressor Protein 1) reduziert Vitamin K zu Vitamin-K-Hydrochinon und aktiviert damit einen völlig neuen Stoffwechselweg – einen sogenannten nicht-kanonischen Vitamin-K-Zyklus. Gleichzeitig bestätigten sie, dass FSP1 auch die Blutgerinnung auf diesem speziellen Weg steuert.

Diese Entdeckungen könnten den Blick auf Vitamin K grundlegend verändern und eröffnen aufregende Möglichkeiten, wie dieses unterschätzte Vitamin sowohl vor Krankheiten schützen als auch lebenswichtige Prozesse unterstützen kann. Ein echter Allrounder im Nährstoff-Universum!

Quelle:
Eikan Mishima et al., 2022: A non-canonical vitamin K cycle is a potent ferroptosis suppressor, Nature. DOI: 10.1038/s41586-022-05022-3

Pressemeldung: Vitamin K verhindert Zelltod: Forscher entdecken neue Funktion eines lange bekannten Moleküls, Helmholtz Zentrum München Deutsches Forschungszentrum für Gesundheit und Umwelt (GmbH), Informationsdienst Wissenschaft (idw),
https://idw-online.de/de/news799389

Ingwer und das Immunsystem: Was die Wissenschaft jetzt bestätigt

Schon vor Jahrtausenden schworen Heiler auf die Kräfte des Ingwers – besonders, wenn der Magen rebellierte. Doch auch heute noch gilt die würzige Wurzel als Geheimwaffe gegen Erkältungen. (1) Jetzt bekommt dieser alte Heilwissen-Klassiker wissenschaftliche Rückendeckung:

Forscher haben herausgefunden, wie Ingwer unsere Immunzellen auf Trab bringen kann.

Wie funktioniert das? Ein ganz bestimmter Inhaltsstoff des Ingwers – das sogenannte [6]-Gingerol – sorgt dafür, dass weiße Blutkörperchen in Alarmbereitschaft versetzt werden. Spannend dabei: Es ist der gleiche

Mechanismus, durch den unsere Nervenzellen auf scharfe Speisen oder Hitze reagieren. Der Schlüssel dazu ist der Rezeptor TRPV1, der normalerweise Hitze- und Schmerzsignale weiterleitet.

Forscher des Leibniz-Instituts für Lebensmittel-Systembiologie an der Technischen Universität München haben diesen Rezeptor jetzt auch in unseren Immunzellen entdeckt. Und die Sensation? Schon winzige Mengen des Ingwerscharfstoffs genügen, um die Abwehrzellen aus dem Winterschlaf zu wecken. (2)

Quelle:

(1) Ingwer, Die Steckbriefe der Heilpflanzen, Das große Buch der Klosterheilkunde, Dr. Johannes Gottfried Meyer u.a., Verlag Zabert Sandmann, München 2013, Seite 96 f.

(2) Originalpublikationen: Andersen, G., Kahlenberg, K., Krautwurst, D., and Somoza, V. (2022). [6]-Gingerol Facilitates CXCL8 Secretion and ROS Production in Primary Human Neutrophils by Targeting the TRPV1 Channel. Mol Nutr Food Res, e2200434. 10.1002/mnfr.202200434.
https://onlinelibrary.wiley.com/doi/epdf/10.1002/mnfr.202200434

Schoenknecht, C., Andersen, G., Schmidts, I., and Schieberle, P. (2016). Quantitation of Gingerols in Human Plasma by Newly Developed Stable Isotope Dilution Assays and Assessment of Their Immunomodulatory Potential. J Agric Food Chem 64, 2269-2279. 10.1021/acs.jafc.6b00030.
https://pubs.acs.org/doi/10.1021/acs.jafc.6b00030

Pressemeldung: Scharfstoff aus Ingwer versetzt Immunzellen in erhöhte Alarmbereitschaft, Leibniz-Institut für Lebensmittel-Systembiologie, Informationsdienst Wissenschaft (idw),
https://idw-online.de/de/news809270

Wie Lärchenextrakt unser Immunsystem stärken könnte

Ein natürlicher Stoff aus der Natur könnte helfen, unser Immunsystem im Kampf gegen Viren wie SARS-CoV-2 zu unterstützen. Genau das deutet eine aktuelle Studie der Medizinischen Hochschule Hannover an.

Im Fokus steht ein Extrakt aus dem Holz der sibirischen Lärche. Was es so besonders macht? Es scheint eine Schlüsselrolle bei der Regulation des Gewebehormons Prostaglandin E2 (PGE2) zu spielen. Dieses Hormon wird in unserem Körper normalerweise gebraucht, aber bei schwer an COVID-19 Erkrankten ist der PGE2-Spiegel deutlich erhöht.

Das Problem dabei: Ein überhöhter PGE2-Wert kann das Immunsystem ausbremsen, wodurch Viren sich leichter ausbreiten können. Besonders alarmierend: In Proben von Lungengewebe von COVID-19-Opfern wurden deutlich weniger B-Zellen nachgewiesen – wichtige Akteure unseres Immunsystems – im Vergleich zu gesundem Lungengewebe.

Hier kommt das Lärchenextrakt ins Spiel. In Zellkulturen wurde gezeigt, dass es den PGE2-Spiegel effektiv senken und gleichzeitig die Immunabwehr stärken kann.

Der entscheidende Wirkstoff heißt Taxifolin, ein natürlicher Bestandteil des Extrakts. Das klingt nicht nur vielversprechend, sondern könnte insbesondere für ältere Menschen mit einem eher inaktiven Lebensstil von Bedeutung sein. Gerade diese Gruppe hat oft einen erhöhten PGE2-Spiegel und ist gleichzeitig besonders anfällig für Virusinfektionen wie COVID-19.

Könnte das Pflanzenextrakt also eine Art "Schutzschild" für Risikopatienten werden? Diese Frage soll durch weitere Studien geklärt werden. Die bisherigen Erkenntnisse jedenfalls wecken große Hoffnung und zeigen erneut, wie faszinierend die Kräfte der Natur sein können.

Quelle:
Ricke-Hoch M, Stelling E, Lasswitz L et.al, Impaired immune response mediated by prostaglandin E2 promotes severe COVID-19 disease, https://journals.plos.org/plosone/article?id=10.1371/journal.pone.0255335

Pressemeldung: Mit Lärchenextrakt und mehr Bewegung die Virusabwehr stärken, Medizinische Hochschule Hannover, Informationsdienst Wissenschaft (idw),
https://idw-online.de/de/news774621

Geheimwaffe aus der Natur: Wie Rotwein, grüner Tee und Olivenöl das Coronavirus stoppen könnten

Könnte ein Cocktail aus Rotwein, grünem Tee und Olivenöl Viren wie das das Coronavirus in die Knie zwingen? Klingt fast zu schön, um wahr zu sein – doch es gibt tatsächlich Grund zur Hoffnung.

Ein Forschungsteam der Universität Hamburg und des Deutschen Elektronen-Synchrotrons (DESY) hat herausgefunden, dass natürliche Wirkstoffe aus diesen drei Lebensmitteln gezielt das zentrale Enzym des Virus, die sogenannte Papain-like Protease (PLpro), angreifen.

Dieses Enzym spielt nicht nur eine Schlüsselrolle bei der Virusvermehrung, sondern sabotiert auch die Immunabwehr unseres Körpers, indem es wichtige Schutzmechanismen der Zellen ausschaltet.

Das Spannende daran: Wenn es gelingt, PLpro mithilfe von Naturstoffen wie den Phenolen aus Rotwein, grünem Tee und Olivenöl zu blockieren, könnte das die Virenvermehrung stoppen und gleichzeitig unser Immunsystem stärken.

Die Entdeckung war nur möglich dank hochmoderner Röntgentechnologie, die es den Forschenden erlaubte, die Struktur des Enzyms bis auf atomare Details zu entschlüsseln. So konnten sie aus einem Pool von 500 natürlichen Substanzen genau die drei Wirkstoffe herausfiltern, die das Enzym in Labortests tatsächlich ausbremsen – und zwar um beeindruckende 50 bis 70 Prozent!

Aber bevor wir jetzt jubelnd zur Teekanne, Weinkaraffe oder Olivenölflasche greifen: Ob sich aus diesen Erkenntnissen ein wirksames Medikament entwickeln lässt, ist noch unklar und bedarf weiterer Forschung.

Eines steht jedoch fest: Die Natur hält immer wieder faszinierende Geheimnisse für uns bereit – vielleicht liegt die nächste bahnbrechende Entdeckung ja schon in unserer Vorratskammer!

Quelle:

Antiviral activity of natural phenolic compounds in complex at an allosteric site of SARS-CoV-2 papain-like protease; Vasundara Srinivasan et al.; „Communications Biology", 2022; DOI:

https://dx.doi.org/10.1038/s42003-022-03737-7

Pressemeldung: Röntgenscreening identifiziert vielversprechende Naturstoffe gegen das Coronavirus, Deutsches Elektronen-Synchrotron DESY, Informationsdienst Wissenschaft (idw),

https://idw-online.de/de/news799916

Ein Apfel, der Gesundheit neu definiert: Innovation für Immunsystem und Schilddrüse

Das bekannte Sprichwort „An apple a day keeps the doctor away" erhält durch neue wissenschaftliche Erkenntnisse eine noch größere Bedeutung. Forscher der Hochschule Osnabrück haben einen Apfel entwickelt, der über zehnmal so viel Selen enthält wie herkömmliche Sorten.

Selen ist ein essenzielles Spurenelement, das eine zentrale Rolle für die normale Funktion des Immunsystems und der Schilddrüse spielt.

Als Bestandteil antioxidativer Enzyme trägt es dazu bei, Zellen vor Schäden durch freie Radikale zu schützen und zahlreiche biochemische Prozesse im Körper zu unterstützen.

Aktuelle Studien zeigen, dass eine ausreichende Versorgung mit Selen positive Effekte auf den Verlauf von Erkrankungen wie COVID-19 haben kann. Demnach ist ein Selenmangel mit einem schlechteren Krankheitsverlauf verbunden, während ein guter Selenstatus mit einem milderen Verlauf und einem geringeren Risiko für Komplikationen assoziiert wird.

Die Entscheidung, den Apfel als Träger für diese Innovation zu nutzen, basiert auf seiner Beliebtheit und seinem natürlichen Gehalt an wichtigen Nährstoffen wie Vitaminen, Mineralstoffen und Ballaststoffen.

Ziel ist es, insbesondere Menschen mit potenziellem Selenmangel – darunter chronisch Kranke, Schwangere, Stillende sowie Vegetarier und Veganer – eine praktische Möglichkeit zu bieten, ihren Nährstoffbedarf zu decken.

Quelle:

Originalpublikation mit weiteren Quellen: Hochschule Osnabrück https://netcase.hs-osnabrueck.de/index.php/s/WEw6x4Yuc6uKK3e

Pressemeldung: Natürlicher Kick fürs Immunsystem: Selenreiche Apfel-Neuheit der Hochschule Osnabrück erobert die Obstregale, Hochschule Osnabrück, Informationsdienst Wissenschaft (idw),
https://idw-online.de/de/news789533

Die Kraft der Trauben: Resveratrol als Schlüssel zur Immunregulation

Die Schale von roten Trauben birgt ein echtes Kraftpaket für unsere Gesundheit: Resveratrol, einen sekundären Pflanzenstoff, der in wissenschaftlichen Studien beeindruckende entzündungshemmende Eigenschaften gezeigt hat.

In Zellversuchen hat sich gezeigt, dass Resveratrol aktiv die Freisetzung von entzündungsfördernden Signalstoffen hemmen kann.

Das ist jedoch nicht alles: Die entzündungshemmende Wirkung scheint über einen speziellen Bitterrezeptor namens TAS2R50 vermittelt zu werden. Eine spannende Verbindung zwischen Geschmack und Immunreaktion.

Eine aktuelle Studie, die vom Leibniz-Institut für Lebensmittel-Systembiologie in Zusammenarbeit mit der Technischen Universität München und der Universität Wien durchgeführt wurde, zeigt auf, wie viel Potenzial in Resveratrol steckt.

In ihren Untersuchungen konnten die Wissenschaftler die Menge an freigesetzten Entzündungsmarkern um satte 80 % reduzieren. Ein beeindruckender Erfolg!

Natürlich stehen wir erst am Anfang, und weitere Forschung ist notwendig, um die komplexen Wechselwirkungen zwischen bitter schmeckenden Stoffen, Bitterrezeptoren und Immunreaktionen vollständig zu verstehen. Doch diese Ergebnisse legen den Grundstein für vielversprechende Entwicklungen.

Das Wundermolekül findet sich vor allem in der Schale roter Trauben – und in kleineren Mengen auch in den Kernen.

Doch Trauben sind nicht allein: Japanischer Staudenknöterich, Erdnüsse und Maulbeeren enthalten ebenfalls Resveratrol. Neben seiner entzündungshemmenden Wirkung wird dem Stoff auch eine starke antioxidative Kraft zugeschrieben – er schützt also unsere Zellen vor schädlichen Einflüssen.

Für Erwachsene, die von den potenziellen Vorteilen profitieren möchten, gibt es inzwischen synthetisch hergestelltes trans-Resveratrol als Nahrungsergänzungsmittel. Wichtig ist dabei, die empfohlene Tagesdosis des Herstellers einzuhalten, denn eine übermäßige Einnahme kann unangenehme Nebenwirkungen wie Magen-Darm-Beschwerden oder Durchfall hervorrufen.

Ob in Trauben oder in konzentrierter Form – Resveratrol gibt uns faszinierende Einblicke in das Zusammenspiel zwischen Naturstoffen, Geschmack und unserer Gesundheit.

Quelle:
Originalpublikation mit weiteren Quellen: Tiroch J, Sterneder S, Di Pizio A, Lieder B, Hoelz K, Holik AK, Pignitter M, Behrens M, Somoza M, Ley JP, Somoza V (2021) J Agric Food Chem, DOI: 10.1021/acs.jafc.0c07058. Bitter Sensing TAS2R50 Mediates the trans-Resveratrol-Induced Anti-inflammatory Effect on Interleukin 6 Release in HGF-1 Cells in Culture
https://pubs.acs.org/doi/abs/10.1021/acs.jafc.0c07058

Pressemeldung: Bitterrezeptor an entzündungshemmender Wirkung von Resveratrol beteiligt? Leibniz-Institut für Lebensmittel-Systembiologie, Informationsdienst Wissenschaft (idw),
https://idw-online.de/de/news764129

Wie Kurkuma das Potenzial zur Krebsbekämpfung zeigt

Das goldgelbe Gewürz Kurkuma kann weit mehr, als nur dem Essen Farbe zu verleihen. In der Naturheilkunde wird die "Zauberwurzel" schon lange wegen ihrer positiven Wirkung auf Verdauung und Stoffwechsel geschätzt.

Doch was Forschende der Ludwig-Maximilians-Universität München herausgefunden haben, könnte den Weg für neue Krebstherapien ebnen.

Der Schlüssel zu dieser Entdeckung liegt im Wirkstoff Curcumin, der den Tumorzellen ordentlich Dampf macht.

Curcumin schafft es nämlich, einen gestörten Schutzmechanismus bei Darmkrebs zu umgehen und gleichzeitig einen alternativen Signalweg zu aktivieren, der den Krebs ausbremst.

Doch das ist noch nicht alles: Innerhalb der Tumorzellen kurbelt Curcumin die Produktion sogenannter reaktiver Sauerstoffmoleküle an.

Dieser Prozess stößt wiederum die Bildung der Mikro-RNA miR-34 an — einer Art zellulärem Wächter, der Tumorzellen zur vorzeitigen Alterung zwingt und ihren programmierten Selbstzerstörungsmodus auslöst.

Aber das ist nicht das einzige Ass, das Curcumin im Ärmel hat. Es schwächt auch die Fähigkeit der Tumorzellen, ins umliegende Gewebe einzudringen und sich auszubreiten — ein entscheidender Punkt in der Krebsbekämpfung.

Diese erstaunlichen Eigenschaften eröffnen vielversprechende neue Ansätze für die Therapie. Nun bleibt abzuwarten, was weitere Studien noch ans Licht bringen werden. Eines steht fest: Kurkuma könnte künftig nicht nur in der Küche, sondern auch in der Medizin eine Hauptrolle spielen.

Quelle:

Chunfeng Liu, Matjaz Rokavec, Zekai Huang and Heiko Hermeking: Curcumin activates a ROS-KEAP1-NRF2-miR-34a/b/c cascade to suppress colorectal cancer metastasis. Cell Death & Differentiation 2023.

https://www.nature.com/articles/s41418-023-01178-1

Pressemeldung: Darmkrebs: Curcumin aktiviert Tumor-hemmenden Signalweg, Ludwig-Maximilians-Universität München, Informationsdienst

Wissenschaft (idw),
https://idw-online.de/de/news814948

Granatapfel gegen Krebs? Wissenschaftler entdecken überraschende Therapiemöglichkeit

Ist es vorstellbar, ein Stoff aus dem Granatapfel helfen könnte, Krebs besser zu bekämpfen? Genau das erforschten Wissenschaftler der Goethe-Universität Frankfurt am Main – und ihre Ergebnisse sind vielversprechend. Der Stoff:

Urolithin A, ein Stoffwechselprodukt, das beim Genuss von Granatäpfeln im Körper entsteht.

Normalerweise werden Immunzellen, die Tumore angreifen sollten, vom Tumormikromilieu regelrecht ausgebremst. Doch Urolithin A scheint genau diesen Spielverderber-Mechanismus zu durchbrechen. Der Trick? Es verwandelt erschöpfte T-Zellen in leistungsstarke Gedächtniszellen, die das Immunsystem mit frischen, kampfbereiten Truppen versorgen.

Das funktioniert, indem Urolithin A beschädigte oder gealterte Mitochondrien – die Kraftwerke der Zellen – aus dem Verkehr zieht und durch neue ersetzt. Das Ergebnis: T-Zellen, die voller Energie gegen Krebszellen vorgehen können.

Die Forscher sehen zwei spannende Wege, Urolithin A therapeutisch zu nutzen: als Nahrungsergänzung oder direkt im Labor, wo menschliche T-Zellen durch das Molekül regelrecht verjüngt und in Gedächtnisstammzellen verwandelt werden können.

Jetzt bleibt abzuwarten, wie diese Erkenntnisse in klinischen Studien zur Behandlung von Darmkrebs umgesetzt werden.

Quelle:

Dominic Denk, Valentina Petrocelli, Claire Conche, Pénélope A. Andreux, Chris Rinsch, Florian R. Greten: Expansion of T memory stem cells with superior antitumor immunity by Urolithin A-induced mitophagy. Immunity (2022)

https://doi.org/10.1016/j.immuni.2022.09.014

Pressemeldung: Granatapfel-Stoffwechselprodukt: Forschende identifizieren Weg zur Stärkung von tumorbekämpfenden Immunzellen, Goethe-Universität Frankfurt am Main, Informationsdienst Wissenschaft (idw),
https://idw-online.de/de/news803573

Hafer: Das Supergetreide der Zukunft bei Unverträglichkeit?

Ein Durchbruch in der Forschung gibt neue Hoffnung für Menschen mit Unverträglichkeiten: Hafer könnte eine spannende Alternative sein! Wie eine Forscherin vom Helmholtz Munich erklärt, zeigt eine Studie, dass „Hafer in seiner reinen Form für eine glutenfreie Ernährung geeignet ist".

Doch wie kommt es dazu? Ein internationales Forschungsteam hat erstmals das komplexe Hafer-Genom entschlüsselt – und das war alles andere als einfach. Ganze sechs Jahre lang arbeiteten die Wissenschaftler daran, um die einzigartigen Eigenschaften von Hafer genauer zu verstehen. Dabei stellten sie fest:

Hafer enthält deutlich weniger von den Proteinen, die dem Gluten in Weizen ähneln.

Hafer hat außerdem einen beeindruckend hohen Anteil an Beta-Glucanen – wertvolle Ballaststoffe, die den Cholesterinspiegel senken und sich positiv auf Stoffwechselerkrankungen auswirken können.

Kein Wunder, dass Hafer als besonders gesund gilt und seltener Unverträglichkeiten oder Allergien auslöst.

Und es gibt noch mehr gute Nachrichten: Hafer ist nicht nur ein Gesundmacher, sondern auch ein echter Teamplayer in Sachen Umwelt. Er ist pflegeleicht im Anbau und trägt zur nachhaltigen Produktion pflanzlicher Lebensmittel bei.

Kurz gesagt: Hafer hat das Potenzial, unser Essen und unsere Gesundheit auf ein neues Level zu bringen.

Quelle:

Originalpublikation: Kamal et al., 2022: The mosaic oat genome gives insights into a uniquely healthy cereal crop. Nature, DOI: 10.1038/s41586-022-

04732-y. https://www.nature.com/articles/s41586-022-04732-y

Pressemeldung: Des Hafers Kern, Helmholtz Zentrum München Deutsches Forschungszentrum für Gesundheit und Umwelt (GmbH), Informationsdienst Wissenschaft (idw),
https://idw-online.de/de/news794040

Ein spannender Durchbruch: Einkorn könnte die sanftere Getreidewahl sein

Für manche bedeutet ein Biss in ein frisch gebackenes Brot keine Freude, sondern führt zu Beschwerden wie Magenkrämpfen, Kopfschmerzen oder Abgeschlagenheit.

Hinter diesen Reaktionen steckt oft eine sogenannte Nicht-Zöliakie-Weizensensitivität (NCWS), bei der bestimmte Weizenproteine das Problem sind.

Doch nicht alle Getreidearten sind gleich.

Forscher der Universitäten Hohenheim und Mainz haben herausgefunden, dass Einkorn – eine der ältesten kultivierten Weizensorten – deutlich weniger potenziell allergene Proteine enthält als moderne Getreidesorten. Während bei Weichweizen und Dinkel ähnliche Mengen an Allergenen gefunden wurden, lagen die Werte bei Hartweizen und Emmer fast doppelt so hoch. Einkorn hingegen wies 5,4-mal weniger dieser problematischen Proteine auf.

Besonders auffällig war der Unterschied bei den sogenannten Alpha-Amylase/Trypsin-Inhibitoren (ATIs), die im Verdacht stehen, Entzündungen im Körper auszulösen. Einkorn enthält deutlich geringere Mengen dieser Substanzen im Vergleich zu anderen Weizensorten, bestätigen Forscher vom Institut für Immunologie der Universitätsmedizin Mainz.

Allerdings betonen die Wissenschaftler, dass diese Einschätzung bisher auf Datenbankanalysen basiert. Ob sich die Ergebnisse in klinischen Studien bestätigen, bleibt offen.

Bis dahin bleibt Einkorn ein Hoffnungsträger – und vielleicht die Antwort auf die Frage, wie Brotgenuss für viele Menschen wieder unbeschwert möglich wird.

Quelle:

Afzal, M., Sielaff, M., Distler, U. et al. Reference proteomes of five wheat species as starting point for future design of cultivars with lower allergenic potential. npj Sci Food 7, 9 (2023). https://doi.org/10.1038/s41538-023-00188-0

Pressemeldung: Weizen, Einkorn, Emmer, Dinkel: Große Unterschiede in der Proteinzusammensetzung, Universität Hohenheim, Informationsdienst Wissenschaft (idw),
https://idw-online.de/de/news816223

Benediktenkraut: Ein jahrhundertealtes Heilmittel auf dem Weg zur Nervenzell-Therapie

Kann eine Pflanze, die seit Jahrhunderten gegen Verdauungsbeschwerden eingesetzt wird, Nervenschäden reparieren? Genau das haben Forschende der Uniklinik Köln entdeckt.

Im Fokus steht der Wirkstoff Cnicin, der im Benediktenkraut enthalten ist.

Laborexperimente zeigen, dass Cnicin das Wachstum von Axonen – den „Verbindungsleitungen" der Nervenzellen – beschleunigen kann. Diese Entdeckung ist bahnbrechend, denn bei Menschen und Tieren heilen lange Nervenbahnen oft nur langsam oder unvollständig. In Studien mit Mäusen zeigte sich: Die tägliche Einnahme von Cnicin führte zu einer schnelleren Erholung von Lähmungen und Taubheitsgefühlen.

Ein großer Vorteil: Cnicin kann oral eingenommen werden und gelangt direkt ins Blut – Injektionen sind nicht nötig. Allerdings ist die richtige Dosierung entscheidend, da der Wirkstoff nur in einem bestimmten Bereich wirkt.

Um die optimale Anwendung für Menschen zu finden, planen die Wissenschaftler klinische Studien. Das Ziel: eine revolutionäre Therapie für Nervenschäden, die aus einem traditionellen Heilmittel hervorgeht.

Quelle:

Philipp Gobrecht, Jeannette Gebel, Marco Leibinger, Charlotte Zeitler, Zhendong Chen, Dirk Gründemann, Dietmar Fischer, Cnicin promotes functional nerve regeneration. ScienceDirect, https://www.sciencedirect.com/science/article/pii/S0944711324003003?via%3Dihub

Pressemeldung: Neuer Wirkstoff aus Benediktenkraut fördert Nervenreparatur, Universität zu Köln, Informationsdienst Wissenschaft (idw), https://idw-online.de/de/news832300

Propionsäure als Hoffnungsträger für Nervenerkrankungen?

Wissenschaftler sind auf der Spur einer spannenden Entdeckung: Die kurzkettige Fettsäure Propionsäure könnte eine Schlüsselrolle bei der Behandlung von Multipler Sklerose (MS) spielen.

Forscher fanden heraus, dass diese Substanz das Immunsystem positiv beeinflusst und den Krankheitsverlauf mildern kann.

Warum ist das wichtig? Bei Menschen mit MS produziert die Darmflora deutlich weniger Propionsäure als bei gesunden Personen – mit unangenehmen Folgen für das immunologische Gleichgewicht. Spannenderweise zeigte sich in Studien: Wird Propionsäure eingenommen, verbessert sich der klinische Zustand von Betroffenen. Die Erklärung? Sie bringt das Immunsystem ins Gleichgewicht, indem sie regulatorische T-Zellen stärkt und entzündungsfördernde Zellen ausbremst.

An der Ruhr-Universität Bochum laufen Untersuchungen, ob Propionsäure auch bei anderen Nervenerkrankungen helfen könnte, etwa bei der chronisch-entzündlichen demyelinisierenden Polyneuropathie (CIDP).

Quelle:

Pressemeldung: Studie: Nahrungsergänzung gegen Nervenerkrankungen, Ruhr-Universität Bochum, Informationsdienst Wissenschaft (idw), https://idw-online.de/de/news774605

Propionat: Ein überraschender Schutzschild für Nervenzellen

In einem faszinierenden Experiment isolierten Forschende Nervenzellen und Schwannzellen aus dem peripheren Nervensystem von Ratten. Die Zellen wurden voneinander getrennt kultiviert und gezielt oxidativem Stress ausgesetzt – ein Zustand, der die Zellen schädigt. Anschließend behandelten sie einige Zellkulturen mit Propionat. Das Ergebnis war erstaunlich:

Die behandelten Zellen überlebten deutlich besser als ihre unbehandelten "Kollegen". Zudem zeigten sie eine verbesserte Regenerationsfähigkeit und wuchsen wieder kräftiger.

Wie funktioniert das? Propionat dockt an spezifische Rezeptoren auf der Zelloberfläche an und beeinflusst darüber das Ablesen der DNA – genauer gesagt über Histon-Moleküle. Dadurch können wichtige Proteine und Enzyme gebildet werden, die die Zellen vor weiteren Schäden schützen und bestehende reparieren.

Das könnte weitreichende Konsequenzen haben. Die Forschenden der Ruhr-Universität Bonn vermuten, dass diese Erkenntnisse neue Ansätze zur Behandlung von Autoimmunerkrankungen eröffnen könnten, bei denen Nervenzellen beschädigt werden. Schon zuvor hatten sie herausgefunden, dass Menschen mit Multipler Sklerose häufig einen Mangel an Propionat aufweisen – und möglicherweise davon profitieren könnten, es gezielt einzunehmen. Vielleicht gilt dies auch für andere Erkrankungen wie die chronisch entzündliche demyelinisierende Polyneuropathie (CIDP).

Die Entdeckung wirft viele spannende Fragen auf – könnte eine simple Substanz wie Propionat der Schlüssel zu neuen Therapien sein? Es bleibt aufregend, was zukünftige Studien noch zutage fördern werden.

Quelle:

Originalpublikation: Thomas Grüter et al.: Propionate exerts neuroprotective and neuroregenerative effects in the peripheral nervous system, in: PNAS, 2023, DOI:10.1073/pnas.2216941120,
https://www.pnas.org/doi/10.1073/pnas.2216941120

Pressemeldung: Propionsäure schützt Nervenzellen und unterstützt ihre Regeneration, Ruhr-Universität Bochum, Informationsdienst Wissenschaft (idw), https://idw-online.de/de/news808105

Chloroplasten: Die unscheinbaren Helden im Kampf gegen neurodegenerative Erkrankungen

Wer hätte gedacht, dass Pflanzen uns nicht nur mit Sauerstoff und Nahrung versorgen, sondern auch eine Schlüsselrolle im Kampf gegen schwere Krankheiten wie die Huntington-Krankheit spielen könnten? Forscher der Exzellenzcluster CECAD (Alternsforschung) und CEPLAS (Pflanzenwissenschaften) an der Universität zu Köln haben genau das herausgefunden – und ihre Entdeckung könnte revolutionär sein.

Im Zentrum dieser spannenden Forschung steht ein pflanzliches Enzym, das den sperrigen Namen stromal processing peptidase (SPP) trägt. Dieses unscheinbare Molekül scheint in der Lage zu sein, etwas zu tun, woran unser Körper oft scheitert:

Es verhindert, dass schädliche Proteinablagerungen entstehen, die bei neurodegenerativen Erkrankungen wie der Huntington-Krankheit für Zellschäden sorgen.

Getestet wurde das Ganze nicht nur in menschlichen Zellen, sondern auch in den kleinen, aber erstaunlichen Fadenwürmern namens *Caenorhabditis elegans* – mit beeindruckenden Ergebnissen.

Doch was sind diese toxischen Proteinablagerungen überhaupt? Sie entstehen, wenn sich sogenannte Polyglutamin-Wiederholungen (PolyQ) in Proteinen anhäufen. Bei Krankheiten wie der Huntington-Krankheit führen diese Ablagerungen dazu, dass Zellen nicht mehr richtig funktionieren und schließlich absterben. Die Folge: massive Schäden im Gehirn, die Denken, Verhalten, Emotionen und Bewegungen beeinträchtigen.

Und hier kommen die Pflanzen ins Spiel: Anders als Menschen scheinen sie völlig immun gegen solche Proteinablagerungen zu sein.

Die Kölner Wissenschaftler fanden heraus, dass Chloroplasten – die grünen „Kraftwerke" der Pflanzenzellen – eine entscheidende Rolle dabei spielen.

Genau diese Organellen produzieren das besagte SPP-Enzym, das in Modellen der Huntington-Krankheit nicht nur die Bildung von Proteinablagerungen reduzierte, sondern auch die Krankheitssymptome verbesserte.

Die Botschaft dieser Forschung könnte kaum aufregender sein: Ein synthetisches Enzym aus Pflanzen hat das Potenzial, den Kampf gegen bisher unheilbare neurodegenerative Erkrankungen auf eine völlig neue Ebene zu heben. Wer weiß, vielleicht liegt die Zukunft der Medizin tatsächlich in den Blättern und Wurzeln der Natur verborgen.

Dieser pflanzliche Ansatz zeigt, wie clever die Natur mit komplexen Herausforderungen umgeht – und wie wir daraus lernen können. Die Entdeckung von SPP könnte ein Durchbruch sein, der Millionen von Menschen Hoffnung gibt.

Quelle:
Vilchez, D., Llamas, E., Koyuncu, S. et.al ‚In planta expression of human polyQ-expanded huntingtin fragment reveals mechanisms to prevent disease-related protein aggregation, Nature Aging (2023),
https://www.nature.com/articles/s43587-023-00502-1

Pressemeldung: Pflanzliche Chloroplasten könnten eine Therapie der Huntington-Krankheit ermöglichen, Universität zu Köln, Informationsdienst Wissenschaft (idw), https://idw-online.de/de/news821592

Cranberry & Co.: Pflanzliche Helfer gegen Blasenentzündungen im Fokus der Wissenschaft

Es ist die unangenehme Mischung aus schmerzhaftem Harndrang und Ziehen im Unterleib, wenn eine Blasenentzündung wieder einmal zuschlägt. Besonders Frauen trifft es häufiger, und genau hier kommt eine interessante Entdeckung ins Spiel:

Aktuelle Forschungen legen nahe, dass Cranberry-Präparate helfen könnten, wiederkehrende Infektionen im Keim zu ersticken
– bevor sie richtig unangenehm werden.

Mehrere wissenschaftliche Studien zeigen, dass Frauen mit unkomplizierter wiederkehrender Blasenentzündung von der vorbeugenden Wirkung der kleinen roten Beeren profitieren könnten. Im Vergleich zu Placebos traten Infektionen seltener und später auf.

Die klassische Behandlung setzt oft auf Antibiotika. Doch es gibt auch sanftere Alternativen, die nicht nur wirksam, sondern auch schonender sind. Pflanzliche Mittel wie Cranberry, Bärentraubenblätter und Kapuzinerkresse sind bekannt für ihre keimhemmenden und entzündungshemmenden Eigenschaften.

Insgesamt werteten Forschende 15 Studien aus und stellten fest, dass Cranberry-Präparate einen klaren Nutzen im Vergleich zu Placebos bieten – sowohl was die Verringerung der Rückfälle als auch die Verlängerung der infektionsfreien Zeit betrifft.

Auch andere pflanzliche Kombinationen wie Bärentraubenblätter und Löwenzahn oder eine spezielle Kräutermischung aus Liebstöckel, Rosmarin und Tausendgüldenkraut schnitten positiv ab.

Besonders spannend: Der gezielte Einsatz pflanzlicher Präparate könnte langfristig dabei helfen, den Antibiotikaeinsatz zu reduzieren – und damit einen wichtigen Beitrag im Kampf gegen Resistenzen leisten.

Ein Grund mehr, sich die Kraft der Natur zunutze zu machen – wer weiß, vielleicht steckt in der Cranberry das Geheimnis für ein blasenentzündungsfreies Leben.

Quelle:

Richard Pentz, Robert Emprechtinger, Anja Laschkolnig, Doris Pfabigan, Isabel Soede, Heidi Stürzlinger, Blasenentzündung: Helfen pflanzliche Mittel bei wiederkehrender unkomplizierter Blasenentzündung?
https://www.iqwig.de/sich-einbringen/themencheck-medizin/berichte/ht20-01.html

Pressemeldung: Wiederkehrende Blasenentzündung: Cranberry-Präparate scheinen zu helfen, Institut für Qualität und Wirtschaftlichkeit im Gesundheitswesen (IQWiG), Informationsdienst Wissenschaft (idw),
https://idw-online.de/de/news789871

Die faszinierende Kraft der Natur: Was pflanzliche Öle wirklich für unsere Haut tun können

In der Welt der Hautpflege vollzieht sich ein spannender Wandel. Immer mehr Menschen verabschieden sich von Produkten voller synthetischer Zusätze wie Mineralöl-Derivaten und Silikonölen und wenden sich stattdessen der Kraft der Natur zu. Pflanzliche Inhaltsstoffe liegen voll im Trend – und das aus gutem Grund.

Doch während die Nachfrage nach natürlichen Alternativen stetig steigt, bleibt eine wichtige Frage oft unbeantwortet: Wie genau wirken diese pflanzlichen Öle eigentlich auf unsere Haut?

Eine Lücke, die nun endlich geschlossen wird!

Ein engagiertes Forschungsteam am Fraunhofer-Translationszentrum für Regenerative Therapien (TLZ-RT) hat sich dieser spannenden Herausforderung angenommen. Ziel war es, die Wirkung von rund 50 verschiedenen pflanzlichen Ölen auf menschliche Hautzellen mit wissenschaftlicher Präzision zu untersuchen.

Was sie entdeckt haben, könnte die Welt der Hautpflege revolutionieren.

Zusammen mit der renommierten Kneipp GmbH, einem Vorreiter in der natürlichen Kosmetik, nutzen die Wissenschaftler hochmoderne 3D-Hautmodelle. Diese Modelle, die im Labor gezüchtet werden, ahmen die Struktur und Funktion unserer Haut erstaunlich genau nach. So können die Forscher die Effekte der pflanzlichen Öle nicht nur beobachten, sondern auch genau messen.

Die Ergebnisse? Beeindruckend!

Einige der getesteten Öle entpuppten sich als wahre Multitalente für die Haut. Sie stärken die Hautbarriere, schützen vor schädlichen Umwelteinflüssen und fördern die Regeneration der Haut. Mit anderen Worten: Natürliche Öle können weit mehr, als man ihnen bisher zugetraut hat.

Diese bahnbrechenden Erkenntnisse sind nicht nur ein Meilenstein für die Forschung, sondern auch ein großer Gewinn für Hautpflege-Enthusiasten. Sie eröffnen ganz neue Möglichkeiten, Produkte zu entwickeln, die nicht nur natürlich sind, sondern auch wissenschaftlich nachweisbare Vorteile bieten.

Eines steht fest: Die Zukunft der Hautpflege ist grün – und spannender denn je.

Quelle:

Fraunhofer-Gesellschaft,
https://www.fraunhofer.de/de/presse/presseinformationen/2024/mai-2024/systematische-testung-natuerlicher-oele-an-in-vitro-hautmodellen.html

Pressemeldung: Systematische Testung natürlicher Öle an In-vitro-Hautmodellen, Fraunhofer-Gesellschaft, Informationsdienst Wissenschaft (idw),
https://idw-online.de/de/news832993

Alterung: Wie eine natürliche Substanz unsere Zellen verjüngen kann

Mit zunehmendem Alter wird die Zellreinigung, auch Autophagie genannt, träger. Das bedeutet: Geschädigte Zellbestandteile werden nicht mehr so effizient abgebaut und wiederverwertet. Die Folgen? Typische Alterserscheinungen wie nachlassende Herzfunktion oder neurodegenerative Erkrankungen.

Doch hier kommt eine spannende Entdeckung ins Spiel: Spermidin.

Diese natürliche Substanz ist in jeder unserer Zellen vorhanden – allerdings nimmt ihre Konzentration mit den Jahren ab. Und genau das könnte ein Schlüssel zum gesunden Altern sein.

Forscher der Medizinischen Hochschule Hannover wollten es genau wissen. In einer Langzeitstudie verabreichten sie Mäusen über sechs Monate hinweg Spermidin über das Trinkwasser – mit beeindruckenden Ergebnissen: Die Gehirnzellen wurden besser mit Glukose versorgt, Leber und Nieren zeigten weniger Schäden, und besonders das Herz profitierte sichtbar. Sogar der altersbedingte Haarausfall fiel geringer aus.

Die Wissenschaftler vermuten, dass ähnliche Effekte auch beim Menschen auftreten könnten – ein vielversprechender Ansatz, um altersbedingten Krankheiten vorzubeugen. Wer seinen Spermidin-Haushalt auf natürliche Weise unterstützen möchte, findet die Substanz unter anderem in Hülsenfrüchten, Käse, Sojaprodukten und Weizenkeimen.

Könnte Spermidin also der Jungbrunnen für unsere Zellen sein? Die Forschung geht dieser Frage weiter auf den Grund – doch die bisherigen Ergebnisse sind vielversprechend.

Quelle:
Wirth, A., Wolf, B., Huang, CK. *et al.* Novel aspects of age-protection by spermidine supplementation are associated with preserved telomere length. *GeroScience* (2021). https://doi.org/10.1007/s11357-020-00310-0

Pressemeldung: Anti-Aging: Spermidin mindert Haarausfall und schützt das Herz, Medizinische Hochschule Hannover, Informationsdienst Wissenschaft (idw), https://idw-online.de/de/news763583

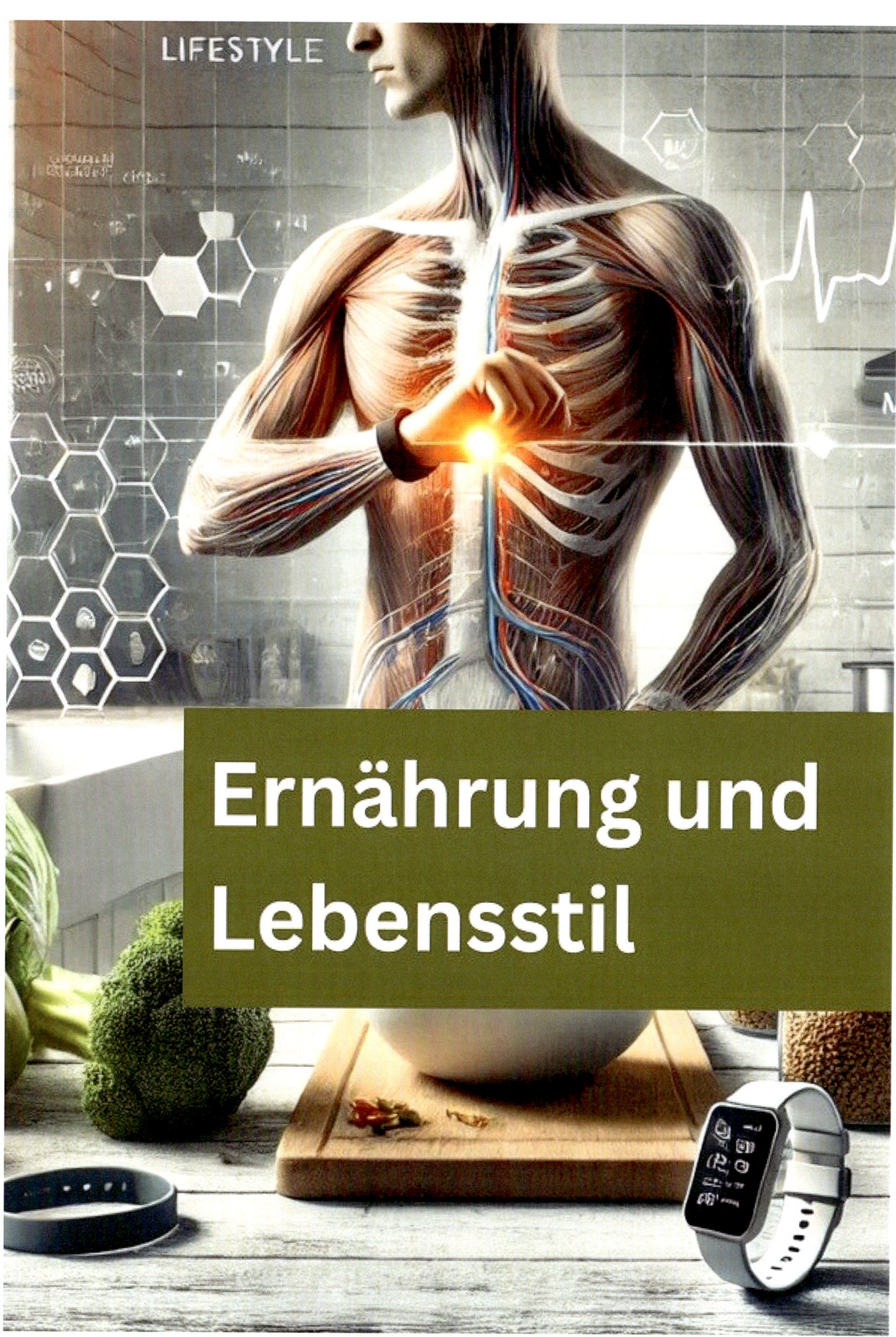

Ernährung und Lebensstil

Ernährung und Lebensstil

Neue Einblicke in die pflanzenbasierte Ernährung unserer Vorfahren: Uralte Speisegewohnheiten neu gedacht

Eine spannende Studie wirbelt unser Bild von den Essgewohnheiten früher Jäger und Sammler ordentlich durcheinander. Forscher fanden heraus, dass die Menschen in Marokko vor etwa 15.000 Jahren viel stärker auf Pflanzenkost setzten, als bisher angenommen wurde.

Überraschend: Mediterrane Pflanzen wie Eicheln und Pinienkerne gehörten zu den Hauptnahrungsquellen

– eine deutliche Abweichung von der seit langem verbreiteten Annahme, Fleisch sei die Hauptquelle der Ernährung gewesen.

Der Schlüssel zu diesen Erkenntnissen lag in einer marokkanischen Höhle, wo die Forscher organische Überreste und Zahnschmelzproben genau unter die Lupe nahmen.

Die Analyse von Zinkisotopen offenbarte: Auch Kleinkinder wurden offenbar früh an pflanzliche Nahrung herangeführt. Man vermutet sogar, dass diese Nahrungsmittel als eine Art "Übergangskost" von der Muttermilch dienten.

Diese Ergebnisse fordern nicht nur bisherige Theorien über die Ernährung in der Zeit vor der Landwirtschaft heraus, sondern werfen auch faszinierende Fragen auf.

Wie schafften es frühe Gesellschaften, solche komplexen Ernährungsgewohnheiten zu entwickeln? Welche Rolle spielten Umweltbedingungen bei der Wahl der Nahrung?

Die Methode der Zinkisotopenanalyse könnte zukünftig ein wertvolles Werkzeug sein, um die Ernährungsweisen früherer Kulturen besser zu verstehen. Denn diese Erkenntnisse reichen weit über die Geschichte hinaus – sie zeigen, wie Menschen sich über Jahrtausende an unterschiedliche

Lebensräume angepasst haben. Wer hätte gedacht, dass uns Eicheln und Pinienkerne so viel über unsere Wurzeln verraten können?

Ernährung ist eben nicht nur ein Thema der Gegenwart, sondern auch ein faszinierender Blick zurück in die Ursprünge unserer Spezies. Wir können daraus vieles schöpfen, wenn es um eine gesunde Ernährung geht.

Quelle:

Zineb Moubtahij, Jeremy McCormack, Nicolas Bourgon, Manuel Trost, Virginie Sinet-Mathiot, Benjamin T. Fuller, Geoff M. Smith, Heiko Temming, Sven Steinbrenner, Jean-Jacques Hublin, Abdeljalil Bouzouggar, Elaine Turner & Klervia Jaouen. Isotopic evidence of high reliance on plant food among Later Stone Age hunter-gatherers at Taforalt, Morocco. Nature Ecology & Evolution, 29 April 2024, https://doi.org/10.1038/s41559-024-02382-z

Pressemeldung: Mehr Pflanzen auf dem Speiseplan früher Jäger und Sammler, Max-Planck-Institut für evolutionäre Anthropologie, Informationsdienst Wissenschaft (idw),
https://idw-online.de/de/news832768

Wie sich vegane Ernährung auf unsere Knochen auswirken kann

Immer mehr Menschen entscheiden sich für eine vegane Ernährung – oft mit dem guten Gefühl, ihrer Gesundheit und der Umwelt etwas Gutes zu tun. Doch ist pflanzliche Kost wirklich so unbedenklich, wie sie oft dargestellt wird?

Eine spannende Studie des Bundesinstituts für Risikobewertung (BfR) wirft genau diese Frage auf und kommt zu einem überraschenden Ergebnis:

Vegan zu leben könnte die Gesundheit der Knochen beeinträchtigen.

Die Wissenschaftler untersuchten dafür 36 Veganer und 36 Menschen mit gemischter Kost, und zwar mithilfe einer speziellen Ultraschallmessung am Fersenbein. Zusätzlich analysierten sie bestimmte Blut- und Urinwerte, sogenannte Biomarker, die mit der Ernährung und der Knochengesundheit zusammenhängen. Im Fokus standen unter anderem die Vitamine A und B6 sowie die Aminosäuren Lysin und Leucin.

Die Ergebnisse:

Bei den vegan lebenden Teilnehmern schnitten sowohl die Ultraschallmessungen als auch die Werte der Biomarker schlechter ab als in der Vergleichsgruppe. Das deutet darauf hin, dass ihre Knochengesundheit möglicherweise weniger stabil ist. Ein Grund dafür könnte sein, dass Veganer offenbar weniger Nährstoffe aufnehmen, die für die Gesundheit des Skeletts wichtig sind.

Die Studie zeigt: Auch wenn die vegane Ernährung viele Vorteile mit sich bringen kann, lohnt es sich, einen genauen Blick auf die Nährstoffversorgung zu werfen.

Quelle:

Juliane Menzel, Klaus Abraham, Gabriele I. Stangl, et al., Vegan Diet and Bone Health—Results from the Cross-Sectional RBVD Study, MDPI, https://www.mdpi.com/2072-6643/13/2/685/htm

Pressemeldung: Führt eine vegane Ernährungsweise zu einer geringeren Knochengesundheit?, Informationsdienst Wissenschaft (idw), https://idw-online.de/de/news764027

Pflanzenbasierte Ernährung: Schon nach einem Monat gesundheitsfördernde Effekte entdecken

Aktuelle Forschungsergebnisse liefern immer mehr Gründe, sich pflanzlich zu ernähren. Und das Beste: Schon nach nur einem Monat zeigen sich erste positive Effekte.

Eine umfassende Studie aus Großbritannien hat herausgefunden, dass Menschen, die sich überwiegend pflanzlich ernähren, im Vergleich zu denen, die regelmäßig tierische Produkte konsumieren, von deutlichen gesundheitlichen Vorteilen profitieren. Ein Beispiel: Ihr Risiko, an Darmkrebs zu erkranken, ist deutlich geringer (1).

Doch nicht nur langfristige Effekte sind bemerkenswert. Auch schon nach wenigen Wochen sind positive Veränderungen sichtbar. Eine ballaststoffreiche Ernährung sorgt nicht nur für ein länger anhaltendes Sättigungsgefühl, sondern unterstützt auch wichtige Prozesse wie den Zucker- und Fettstoffwechsel in der

Leber. Sogar der Cholesterinspiegel kann sinken, und bei manchen kann sich eine Fettleber regenerieren (2).

Klar ist: Bei der Umstellung auf eine ballaststoffreiche Ernährung kann es zu kleinen Anfangsschwierigkeiten kommen, etwa bei der Verdauung. Aber keine Sorge: Mit ausreichend Bewegung und viel Flüssigkeit lassen sich typische Beschwerden wie Bauchkrämpfe oder Verstopfung gut in den Griff bekommen.

Quelle:

(1)

Key TJ, Appleby PN, Crowe FL, Bradbury KE, Schmidt JA, Travis RC. Cancer in British vegetarians: updated analyses of 4998 incident cancers in a cohort of 32,491 meat eaters, 8612 fish eaters, 18,298 vegetarians, and 2246 vegans. Am J Clin Nutr. 2014 Jul;100 Suppl 1(1):378S-85S. doi: 10.3945/ajcn.113.071266. Epub 2014 Jun 4. PMID: 24898235

(2)

Riccardi, G., Vaccaro, O., Costabile, G. et al. How Well Can We Control Dyslipidemias Through Lifestyle Modifications?. Curr Cardiol Rep 18, 66 (2016).
https://doi.org/10.1007/s11886-016-0744-7

Kann Intervallfasten das Herz nach einem Infarkt unterstützen?

Wie wirkt sich Intervallfasten auf die Regeneration des Herzens aus? Genau das versuchen Wissenschaftler herauszufinden. Dass Intervallfasten weit mehr kann als nur beim Abnehmen zu helfen, ist längst bekannt: Es hat positive Effekte bei Herz-Risikokrankheiten wie Bluthochdruck, Diabetes oder hohen Cholesterinwerten.

Doch kann es auch Herzinfarktpatienten helfen, das Risiko eines erneuten Infarkts zu senken? Zahlreiche Studien legen dies nahe, berichtet die Deutsche Herzstiftung e.V.

Eine spannende Frage bleibt: Kann Intervallfasten darüber hinaus die Heilung des Herzens nach einem Infarkt fördern und einer Herzschwäche vorbeugen?

Der Schlüssel dazu könnte im Zellstoffwechsel liegen. Beim Intervallfasten werden nämlich Prozesse in den Zellen angestoßen, die frappierende Ähnlichkeiten mit den natürlichen Heilungsprogrammen des Körpers aufweisen. Diese Programme sind entscheidend dafür, dass der geschädigte Herzmuskel sich regenerieren, die Durchblutung verbessert und die Pumpfunktion des Herzens wiederhergestellt werden kann – alles essenziell nach einem Herzinfarkt.

Doch was passiert dabei genau? Beim Fasten aktiviert der Körper eine Art „Zell-Werkstatt": Schutzmechanismen der Zellen werden hochgefahren, der Energiehaushalt effizienter reguliert und das Immunsystem gestärkt. Zudem wird die sogenannte Autophagie, ein körpereigenes „Aufräumprogramm", angestoßen, das alte und beschädigte Zellbestandteile abbaut. All das könnte erklären, warum Intervallfasten die Heilung fördern und vor Folgeschäden schützen kann.

Die Chancen stehen gut, dass Intervallfasten tatsächlich eine wertvolle Unterstützung für Herzinfarktpatienten sein könnte. Um das genauer zu erforschen, widmen sich Experten der Universitätsklinik für Kardiologie in Halle an der Saale der Frage, ob regelmäßiges Fasten eine Herzinsuffizienz verhindern kann.

Quelle:

Pressemeldung: Herzinfarkt-Forschung: Kann Intervallfasten das Herz reparieren? Deutsche Herzstiftung e.V./Deutsche Stiftung für Herzforschung, Informationsdienst Wissenschaft (idw),

https://idw-online.de/de/news789666

Ist die ketogene Ernährung ein Schlüssel zu besserer Gesundheit?

Die ketogene Ernährung verfolgt ein klares Ziel: Den Kohlenhydratkonsum so stark zu reduzieren, dass der Körper seinen Energiebedarf hauptsächlich aus

Fetten und den daraus entstehenden Ketonkörpern deckt, anstatt auf Glucose zurückzugreifen.

Doch wie wirkungsvoll ist das wirklich – und welche möglichen Schattenseiten gibt es? Genau das hat eine Studie der Universität zu Köln untersucht, und zwar am Beispiel der genetisch bedingten polyzystischen Nierenerkrankung.

Die Ergebnisse sind vielversprechend:

Bereits nach drei Monaten zeigten sich bei Teilnehmern mit ketogener Ernährung deutliche Verbesserungen in zentralen Messwerten, etwa bei der Funktion und Größe der Nieren. Besonders beeindruckend war die Beobachtung, dass die Nierenfunktion in der ketogen ernährten Gruppe im Vergleich zur Kontrollgruppe statistisch signifikant verbessert war – ein echtes Highlight der Studie.

Dass ketogene Ernährung positive Effekte auf Zystennieren-Erkrankungen haben könnte, wurde zuvor schon in Tierversuchen festgestellt. Doch die Wissenschaftler mahnen zur Vorsicht: Diese Ernährungsform birgt auch Risiken, wie beispielsweise ein erhöhtes Risiko für Nierensteine.

Die Erkenntnisse dieser Studie könnten nicht nur für Menschen mit spezifischen Nierenerkrankungen relevant, sondern generell von Bedeutung sein, da die ketogene Ernährung grundlegende Veränderungen im Stoffwechsel bewirken kann.

Dennoch gilt: Jeder Mensch ist individuell, und solche Eingriffe in den Ernährungsstil sollten immer gut abgewogen und fachlich begleitet werden.

Quelle:
Zur Klinischen Studie: Müller R, Ketogenic Dietary Interventions in Autosomal Dominant Polycystic Kidney Disease (ADPKD) (Keto-ADPKD), ClinicalTrials.gov,
https://clinicaltrials.gov/ct2/show/NCT04680780?cond=ADPKD&draw=2&rank=1

Pressemeldung: Viel Fett, wenig Kohlenhydrate: Wie ketogene Diät bei Zystennieren helfen könnte, Universität zu Köln, Informationsdienst Wissenschaft (idw), https://idw-online.de/de/news804249

Mangelernährung und Muskelverlust bei älteren Patienten: Ein oft unterschätztes Risiko

Studien zeigen alarmierende Ergebnisse: Der Ernährungsstatus älterer Patienten wird während eines Krankenhausaufenthalts häufig unzureichend berücksichtigt. Die Folgen? Muskelverlust, Gewichtseinbußen und ein erhöhtes Sterberisiko – Probleme, die in vielen Fällen vermeidbar wären.

Bereits bei der Einweisung haben zahlreiche ältere Patienten ein hohes Risiko für Mangelernährung, das sich während ihres Aufenthalts noch verschlimmert.

Besonders erschreckend: Ein erheblicher Anteil verliert in kurzer Zeit über fünf Prozent seines Körpergewichts – und das betrifft nicht nur untergewichtige, sondern auch übergewichtige Patienten. Doch was oft übersehen wird: Dieser Verlust an Gewicht und Muskelmasse gefährdet nicht nur die Gesundheit, sondern auch die Lebensqualität.

Das Problem? Eine unzureichende Erfassung des Ernährungsstatus.

In vielen Kliniken fehlen systematische Screenings, sodass Mangelernährung häufig unbemerkt bleibt. Ohne frühzeitige Erkennung gibt es jedoch kaum gezielte Maßnahmen, um den Ernährungszustand zu verbessern. Stattdessen bleibt es dem Zufall oder dem Engagement einzelner Fachkräfte überlassen, ob rechtzeitig eingegriffen wird.

Mit zunehmendem Alter ist die Erhaltung der Muskelmasse entscheidend, um Mobilität, Unabhängigkeit und Lebensfreude zu sichern. Maßnahmen, die rechtzeitig greifen, können verhindern, dass ältere Menschen in einen Teufelskreis aus körperlichem Abbau, Immobilität und Abhängigkeit geraten. Kau- und Schluckprobleme, Appetitlosigkeit, Vereinsamung oder Nebenwirkungen von Medikamenten – all diese Faktoren müssen rechtzeitig erkannt und adressiert werden.

Damit es gar nicht erst so weit kommt, müssen Krankenhäuser und Pflegeeinrichtungen aktiv werden. Ein effektives Ernährungsmanagement beginnt mit einem sorgfältigen Screening bei der Aufnahme und erfordert strukturierte Interventionspläne – nicht nur während des Krankenhausaufenthalts, sondern auch danach. Insbesondere der Aufbau von Muskelkraft und -masse sollte im Fokus stehen, um älteren Menschen ihre Selbstständigkeit zu bewahren.

Doch das geht nur mit Teamarbeit. Die Zusammenarbeit zwischen Ärzten, Pflegekräften, Ernährungsexperten und Therapeuten muss intensiviert werden, um eine ganzheitliche Betreuung zu gewährleisten. Denn nur so lässt sich sicherstellen, dass ältere Patienten die Unterstützung bekommen, die sie verdienen – für mehr Lebensqualität und weniger gesundheitliche Risiken.

Die Botschaft ist klar: Mangelernährung und Muskelverlust sind vermeidbar, wenn wir rechtzeitig handeln.

Quelle:

Mangelernährung bei älteren Menschen besser erkennen, PH Schwäbisch Gmünd, University of Education,

https://www.ph-gmuend.de/die-ph/aktuelles/news/single?tx_news_pi1%5Baction%5D=detail&tx_news_pi1%5Bcontroller%5D=News&tx_news_pi1%5Bnews%5D=650&cHash=eb4eed3135bba2483d0778444fa2f338

Pressemeldung: Mangelernährung bei älteren Menschen besser erkennen, Pädagogische Hochschule Schwäbisch Gmünd, Informationsdienst Wissenschaft (idw),

https://idw-online.de/de/news825773

Neuer Biomarker revolutioniert die Messung von Kaffeekonsum in Studien

Täglich genießen Millionen Menschen weltweit ihren Kaffee – ein Getränk voller bioaktiver Substanzen, das seit Jahren im Fokus der Wissenschaft steht. Besonders interessant sind die Auswirkungen des Kaffeekonsums auf den Stoffwechsel.

Doch wie erfasst man diesen Konsum in Studien präzise? Bisher verlässt man sich oft auf Selbstauskünfte der Teilnehmenden – ein Ansatz, der alles andere als perfekt ist.

Genau hier kommt ein neuer, objektiver Ansatz ins Spiel: die Nutzung von Biomarkern.

Ein Forschungsteam vom Leibniz-Institut für Lebensmittel-Systembiologie an der Technischen Universität München hat einen Durchbruch erzielt. Es konnte N-Methylpyridinium – einen spezifischen Inhaltsstoff von Röstkaffee – als zuverlässigen Biomarker für den Kaffeekonsum identifizieren und validieren.

Biomarker ermöglichen es, präzise zwischen Kaffeetrinkenden und Nicht-Kaffeetrinkenden zu unterscheiden – ohne auf möglicherweise fehlerhafte Selbstauskünfte angewiesen zu sein.

Im Falle von N-Methylpyridinium handelt es sich um eine Substanz, die ausschließlich in Röstkaffee vorkommt. Bereits 2011 wurde sie als potenzieller Biomarker vorgeschlagen, doch inzwischen konnte sie in einer groß angelegten Studie umfassend untersucht und bestätigt werden.

Das Forschungsteam analysierte Urin-, Blut- und Plasmaproben von über 460 Personen. Die Ergebnisse sprechen eine klare Sprache: N-Methylpyridinium ist chemisch stabil, wird nach dem Kaffeekonsum zuverlässig vom Körper aufgenommen und lässt sich in Körperflüssigkeiten reproduzierbar nachweisen.

Besonders erfreulich: Der Biomarker ist sowohl in Arabica- als auch in Robusta-Kaffee reichlich vorhanden.

Obwohl N-Methylpyridinium keine genaue Aussage über die konsumierte Kaffeemenge erlaubt, liefert es einen klaren Nachweis, ob eine Person Kaffee getrunken hat oder nicht. Damit erfüllt es alle Anforderungen, um als qualitativer Biomarker in Ernährungs- und Gesundheitsstudien eingesetzt zu werden.

Dieser Fortschritt eröffnet völlig neue Möglichkeiten für die Erforschung der gesundheitlichen Wirkungen von Kaffee. Ein kleiner Stoff aus der Kaffeetasse, der die Wissenschaft ein großes Stück voranbringt – wer hätte das gedacht?

Quelle:

Brandl, B., Czech, C., Wudy, S.I., Beusch, A., Hauner, H., Skurk, T., and Lang, R. (2024). Validation of N-Methylpyridinium as a Feasible Biomarker for Roasted Coffee Intake. Beverages 10, 12. 10.3390/beverages10010012. www.mdpi.com/2306-5710/10/1/12

Pressemeldung: Studien zum Kaffeekonsum - Neuer Biomarker vorgeschlagen, Leibniz-Institut für Lebensmittel-Systembiologie, Informationsdienst Wissenschaft (idw),
https://idw-online.de/de/news829639

Zu viel Salz, zu viel Risiko? – Wie ein hoher Salzkonsum das Immunsystem aus dem Gleichgewicht bringen könnte

Könnte Salz das Immunsystem aus dem Gleichgewicht bringen – und womöglich Autoimmunerkrankungen begünstigen? Bisher stand ein hoher Salzkonsum vor allem wegen seiner negativen Auswirkungen auf den Blutdruck und das Herz-Kreislauf-System in der Kritik. Doch immer mehr Forschungsergebnisse legen nahe, dass auch das Immunsystem darunter leidet.

Der Grund: Zu viel Salz beeinträchtigt den Energiestoffwechsel der sogenannten regulatorischen T-Zellen – jener Immunzellen, die normalerweise überschießende Abwehrreaktionen in Schach halten.

Gerät dieser Mechanismus ins Wanken, können unkontrollierte Immunreaktionen entstehen, die möglicherweise Autoimmunerkrankungen begünstigen.

Schon länger ist bekannt, dass Salz die Funktion der Mitochondrien – die „Kraftwerke" unserer Zellen – stören kann. Besonders betroffen sind Immunzellen wie Monozyten und Makrophagen. Neuere Untersuchungen zeigen nun, dass auch die regulatorischen T-Zellen durch eine gestörte Energieproduktion in den Mitochondrien ihre wichtige immunregulierende Funktion verlieren können. Selbst wenn diese Störung nur kurzfristig auftritt, hat sie langfristige Auswirkungen auf die Leistungsfähigkeit der Zellen.

Wie stark Salz tatsächlich zu Fehlfunktionen des Immunsystems und zur Entstehung von Autoimmunerkrankungen beiträgt, sollen weitere Studien klären. Doch eines wird immer deutlicher: Ein hoher Salzkonsum hat weitreichendere Folgen für unseren Körper, als bislang angenommen. (1)

Auch die Forschenden des Max-Delbrück-Centrums für Molekulare Medizin haben eine Erklärung gefunden, wie ein hoher Salzkonsum den Energiehaushalt unserer Immunzellen aus dem Gleichgewicht bringen kann.

Salz stört die sogenannte Atmungskette der Zellen, wodurch weniger ATP – die zentrale Energiequelle der Zellen – produziert wird. Gleichzeitig sinkt der Sauerstoffverbrauch, was die Entwicklung bestimmter Immunzellen verändert und möglicherweise Entzündungsprozesse begünstigt. Schon eine einmalige hohe Salzzufuhr zeigt diesen Effekt, allerdings normalisiert sich der Zustand mit der Zeit wieder. Doch wer dauerhaft zu viel Salz konsumiert, könnte langfristige Auswirkungen riskieren. (2)

Aber das ist nur die eine Seite der Medaille. Denn unser Immunsystem braucht Salz auch, um seine Abwehrkräfte zu stärken. Forschende der Universität Regensburg haben herausgefunden, dass sich Salz in infiziertem Gewebe ansammeln und dort gezielt die Immunabwehr verstärken kann. (3)

Und das Max-Planck-Institut für Biochemie liefert eine weitere spannende Erkenntnis: Salz könnte sogar vor Autoimmunerkrankungen wie Multipler Sklerose schützen. (4)

Was auf den ersten Blick widersprüchlich erscheint, macht bei genauerem Hinsehen Sinn: Es kommt – wie so oft – auf das richtige Maß an. Statt den Salzstreuer in die Ecke zu verbannen oder exzessiv nachzusalzen, plädieren Wissenschaftler für ein gesundes Gleichgewicht. Denn nur so kann unser Körper von den positiven Effekten profitieren, ohne die negativen Folgen in Kauf nehmen zu müssen.

Quelle:
(1)
Beatriz Côrte-Real, Ibrahim Hamad et al. (2023): „Sodium perturbs mitochondrial respiration and induces dysfunctional Tregs". Cell Metabolism, DOI: 10.1016/j.cmet.2023.01.009

Pressemeldung: Salz kappt die Energiezufuhr der Immunregulatoren, Max-Delbrück-Centrum für Molekulare Medizin der Helmholtz-Gemeinschaft, Informationsdienst Wissenschaft (idw),
https://idw-online.de/de/news809112

(2)
Sabrina Geisberger et al. (2021): „Salt transiently inhibits mitochondrial energetics in mononuclear phagocytes". Circulation, DOI: 10.1161/CIRCULATIONAHA.120.052788,

Pressemeldung: Zuviel Salz bremst die Fresszellen aus, Max-Delbrück-Centrum für Molekulare Medizin in der Helmholtz-Gemeinschaft, Informationsdienst Wissenschaft (idw),
https://idw-online.de/de/news767870

(3)
Cell Metabolism (2015), Jantsch et al.: „Cutaneous Na+ Storage Strengthens the Antimicrobial Barrier Function of the Skin and Boosts Macrophage-Driven Host Defense", http://dx.doi.org/10.1016/j.cmet.2015.02.003,

Pressemeldung: Der Körper als Salzspeicher, Universitätsklinikum Regensburg, Informationsdienst Wissenschaft (idw),
https://idw-online.de/de/news626694

(4)
S.-Y. Na, M. Janakiraman, A. Leliavski & G. Krishnamoorthy: High-salt diet suppresses autoimmune demyelination by regulating the blood-brain barrier permeability., PNAS, März 2021,
DOI: https://doi.org/10.1073/pnas.2025944118,

Pressemeldung: Salzkonsum reguliert Autoimmunerkrankungen, Max-Planck-Institut für Biochemie, Informationsdienst Wissenschaft (idw),
https://idw-online.de/de/news765032

Ein einfacher Trick, um Kinder zu mehr Obst und Gemüse zu motivieren

„Iss doch mal ein bisschen mehr Obst!" – Dieser Satz fällt in vielen Familien regelmäßig, oft mit mäßigem Erfolg. Kinder davon zu überzeugen, sich gesünder zu ernähren, kann eine echte Herausforderung sein. Doch eine neue Studie zeigt: Es gibt einen einfachen, aber wirkungsvollen Trick, der ganz ohne Diskussionen auskommt.

Der Schlüssel liegt in der Dauer der gemeinsamen Mahlzeiten.

Wissenschaftler der Universität Mannheim haben herausgefunden, dass Kinder mehr Obst und Gemüse essen, wenn sie einfach etwas länger mit der Familie am Esstisch sitzen. In einer Untersuchung mit 50 Familien stellte sich heraus, dass Kinder, die im Durchschnitt zehn Minuten länger am Tisch blieben, etwa 100 Gramm mehr gesunde Lebensmittel zu sich nahmen – ohne dass sie dafür extra ermutigt werden mussten.

Spannend dabei: Die Extraportion Zeit führte nicht dazu, dass die Kinder stattdessen mehr Brot, Wurst oder Süßes aßen. Entscheidend war jedoch, dass Obst und Gemüse in mundgerechten Stücken serviert wurden – vermutlich, weil es so bequemer und dadurch verlockender zu essen war.

Schon frühere Studien deuteten darauf hin, dass gemeinsame Mahlzeiten einen positiven Einfluss auf die Ernährung haben. Doch die aktuelle experimentelle Untersuchung liefert nun den wissenschaftlichen Beweis dafür: Wer seine Kinder gesünder ernähren möchte, muss sie nicht überreden – sondern einfach ein bisschen länger gemeinsam mit ihnen am Tisch sitzen bleiben.

Quelle:
Pressemeldung: So bringt man Kinder dazu, mehr Obst und Gemüse zu essen, Universität Mannheim, Informationsdienst Wissenschaft (idw), https://idw-online.de/de/news812764

Der Schlüssel zur gesunden Fettverteilung?

Übergewicht ist ein echtes Problem – nicht nur optisch, sondern vor allem für die Gesundheit. Besonders gefährlich ist das sogenannte viszerale Fett, das sich tief im Bauchraum ansammelt. Es wirkt wie ein Brandbeschleuniger für Entzündungen und führt zu ernsten Stoffwechselstörungen. Diabetes, Herz-Kreislauferkrankungen, Schlaganfälle und sogar bestimmte Krebsarten stehen damit in direktem Zusammenhang.

Doch das ist noch nicht die ganze Geschichte: Es kommt auch darauf an, *wo* der Körper Fett speichert.

Während Fettpolster unter der Haut – an Armen, Oberschenkeln oder am Rücken – überraschenderweise als relativ harmlos oder sogar gesundheitlich förderlich gelten, sieht es bei Bauchfett ganz anders aus. Hier wird es schnell brenzlig.

Jetzt haben Wissenschaftler eine spannende Entdeckung gemacht: Ein bestimmter Transkriptionsfaktor mit dem Namen C/EBPß könnte eine Art Regler für die Fettverteilung sein.

In Experimenten mit Mäusen zeigte sich, dass bei einer erhöhten Funktion dieses Faktors das Fett bevorzugt an weniger riskanten Stellen gespeichert wurde – also dort, wo es die Gesundheit nicht so stark belastet.

Klingt nach einer bahnbrechenden Idee, oder?

Wenn sich dieser Mechanismus auf den Menschen übertragen lässt, könnte das ein völlig neuer Ansatz sein, um die Folgen von Übergewicht besser zu kontrollieren. Und das ist dringend nötig, denn in Deutschland ist jeder Zweite übergewichtig – und rund 20 Prozent der Bevölkerung sogar adipös. Vielleicht ist dieser molekulare Schalter der Schlüssel, um die gesundheitlichen Risiken von Übergewicht in Zukunft besser in den Griff zu bekommen.

Quelle:

Enhanced C/EBPß function promotes hyperplastic versus hypertrophic fat tissue growth and prevents steatosis in response to high-fat diet feeding. Müller

C, Zidek LM, Eichwald S, Kortman G, Koster MH, Calkhoven CF. eLife 2022, 11, e62625. DOI: 10.7554/eLife.62625.

Pressemeldung: Gesundes Fett? Transkriptionsfaktor C/EBPβ beeinflusst Fettspeicherung positiv, Leibniz-Institut für Alternsforschung - Fritz-Lipmann-Institut e.V. (FLI), Informationsdienst Wissenschaft (idw),
https://idw-online.de/de/news794171

Zucker, die Fettleber und die gefährliche Seite des Übergewichts

Dass übermäßiger Zuckerkonsum unserer Gesundheit schadet, ist kein Geheimnis. Neue Erkenntnisse zeigen, dass selbst handelsübliche Mengen an Zucker, wie sie etwa in Softdrinks enthalten sind, bereits gravierende Auswirkungen haben können. Diese können von einer Fettleber über Übergewicht bis hin zu Typ-2-Diabetes und einer Vielzahl weiterer Erkrankungen reichen.

Eine Studie der Universität Zürich bringt erschreckende Ergebnisse ans Licht:

94 junge Männer mit Normalgewicht nahmen sieben Wochen lang zusätzlich zu ihrer normalen Ernährung 80 Gramm Frucht-, Trauben- oder Haushaltszucker zu sich – das entspricht gerade einmal der Zuckermenge in etwa einem Liter Cola.

Das Resultat? Die Zuckergruppe zeigte eine doppelt so hohe Fettproduktion in der Leber im Vergleich zur Kontrollgruppe. Und ja, selbst der oft als „gesünder" angesehene Traubenzucker kurbelte die Fettsynthese erheblich an.

In der Realität dürfte der tägliche Zuckerkonsum vieler Menschen die Mengen dieser Studie bei Weitem übertreffen. Schon ein einzelner Liter Cola enthält über 90 Gramm Zucker – mehr, als die Teilnehmer der Studie täglich zu sich nahmen.

Besorgniserregend ist, dass mittlerweile fast jeder Dritte von einer nicht-alkoholischen Fettleber betroffen ist. Prognosen zufolge könnte die Zahl der Menschen mit einer Fettleberhepatitis bis 2030 auf 4,7 Millionen ansteigen – eine stille, aber bedrohliche Gesundheitskrise.

Die Forscher fordern daher ein Umdenken. Sowohl das Ernährungsverhalten als auch politische Maßnahmen müssen dringend angepasst werden, um gesündere Ernährung einfacher und attraktiver zu machen. Denn die Zeit zu handeln, ist jetzt.

Quelle:

Geidl-Flueck B, Hochuli M et.al, Fructose- and sucrose- but not glucose-sweetened beverages promote hepatic de novo lipogenesis: A randomized controlled trial,

https://www.journal-of-hepatology.eu/article/S0168-8278(21)00161-6/fulltext

Pressemeldung: Studie: Häufiger Konsum von gezuckerten Getränken fördert Übergewicht und Fettleber, Deutsche Allianz Nichtübertragbare Krankheiten, Informationsdienst Wissenschaft (idw),
https://idw-online.de/de/news771148

Gesättigte Fettsäuren und Entzündungen: Neue Erkenntnisse aus der Forschung

Übergewicht geht oft mit hartnäckigen chronischen Entzündungen einher – ein Problem, das sich beispielsweise bei Schuppenflechte zeigt. Eine Studie der Universitätsmedizin Leipzig legt nahe, dass gesättigte Fettsäuren dabei eine Schlüsselrolle spielen.

Bei einer Hautentzündung setzt der Körper bestimmte Gefahrenmoleküle frei. In Verbindung mit einem Überschuss an gesättigten Fettsäuren geraten Makrophagen, spezialisierte Immunzellen, aus dem Gleichgewicht. Normalerweise bekämpfen sie Infektionen, regulieren Entzündungen und unterstützen die Gewebereparatur.

Doch wenn zu viele gesättigte Fettsäuren vorhanden sind, bleiben sie in einem dauerhaft entzündlichen Zustand. Dadurch klingen Entzündungs-reaktionen schlechter ab, und Heilungsprozesse werden gestört.

Die gute Nachricht: Eine Ernährung mit weniger gesättigten Fettsäuren könnte diesen negativen Effekt abschwächen. Im Mausmodell zeigte sich bereits eine positive Wirkung. Es wird untersucht, ob eine Ernährungsumstellung auch beim Menschen, etwa in der Therapie der Schuppenflechte, ähnliche Erfolge erzielen kann.

Quelle:
Originaltitel in "Theranostics": "Overexpression of S100A9 in obesity impairs macrophage differentiation via TLR4-NFkB-signaling worsening inflammation and wound healing" DOI: 10.7150/thno.67174

Pressemeldung: Gesunde Ernährung hilft Übergewichtigen bei chronischen Entzündungen und Wundheilung der Haut, Universität Leipzig, Informationsdienst Wissenschaft (idw),
https://idw-online.de/de/news793965

Nach dem Training clever essen: Warum die Mahlzeitenplanung entscheidend ist

Bewegung ist ein wesentlicher Bestandteil des Abnehmens, denn sie hilft, mehr Kalorien zu verbrennen als aufzunehmen. Doch in der Praxis zeigt sich oft ein unerwartetes Phänomen: Trotz sportlicher Aktivität bleibt der gewünschte Effekt aus oder es kommt sogar zu einer Gewichtszunahme.

Eine mögliche Ursache dafür liegt im Essverhalten nach dem Training.

Eine Studie der Technischen Universität München zeigt, dass viele Menschen nach dem Sport dazu neigen, größere Mengen zu essen – häufig mehr, als sie während der körperlichen Aktivität verbrannt haben.

Für die Untersuchung wurden 41 gesunde Erwachsene im Alter von 19 bis 29 Jahren beobachtet. Die Teilnehmenden absolvierten entweder eine 45-minütige Trainingseinheit oder verbrachten die gleiche Zeit in Ruhe. Beim nächsten Besuch wurde die Zuweisung getauscht. Vor, direkt nach und 30 Minuten später wurden sie zu Hunger, Sättigung und Nahrungspräferenzen befragt. Das Ergebnis: Nach dem Training war nicht nur das Hungergefühl stärker ausgeprägt, sondern auch die Bereitschaft höher, größere Mengen zu konsumieren – ein Effekt, der in der Ruhephase nicht auftrat.

Diese Erkenntnis unterstreicht, wie wichtig es ist, das Essverhalten nach dem Sport bewusst zu steuern. Eine einfache Strategie besteht darin, bereits vor dem Training festzulegen, welche Mahlzeit danach verzehrt wird. So lässt sich vermeiden, impulsiv zu ungesunden oder zu großen Portionen zu greifen.

Durch eine gezielte Planung kann körperliche Aktivität optimal genutzt werden, um die gewünschten Effekte auf das Körpergewicht zu erzielen.

Quelle:

Karsten Koehler, Safiya E. Beckford, Elise Thayer, Alexandra R. Martin, Julie B. Boron, and Jeffrey R. Stevens, Exercise Shifts Hypothetical Food Choices toward Greater Amounts and More Immediate Consumption Nutrients 2021, 13(2), 347 – DOI: 10.3390/nu13020347

Pressemeldung: Abnehmen durch Sport - Warum körperliche Bewegung zu mehr Essen verleitet und was man dagegen tun kann, Technische Universität München, Informationsdienst Wissenschaft (idw),
https://idw-online.de/de/news766368

Bewegung: Das Workout fürs Gehirn

Schon bei leichter Bewegung kommt unser Gehirn in Schwung! Eine Studie mit 2.550 Teilnehmenden zeigt eindrucksvoll: Bereits kleine körperliche Aktivitäten können das Gehirn positiv beeinflussen – und zwar besonders jene Bereiche, die auf Sauerstoff angewiesen sind. Das hat die Bonner „Rheinland-Studie" herausgefunden, wie das Deutsche Zentrum für Neurodegenerative Erkrankungen e.V. (DZNE) berichtet.

Die Teilnehmenden, im Alter von 30 bis 94 Jahren, wurden mit modernster Magnetresonanztomographie (MRT) untersucht. Zusätzlich trugen sie Beschleunigungs-sensoren am Oberschenkel, die ihre Bewegungsdaten erfassten.

Das Ergebnis: Bewegung lässt das Gehirn wachsen – wortwörtlich!

Größere Hirnvolumina wurden bei aktiven Menschen festgestellt, und diese bieten einen besseren Schutz vor neurodegenerativen Erkrankungen.

Das Beste daran: Es braucht keine Marathonläufe! Schon einfache Aktivitäten wie Treppensteigen oder ein 15-minütiger Spaziergang pro Tag wirken sich positiv aus. Wer allerdings noch aktiver ist, kann den Effekt weiter verstärken.

Besonders profitieren Hirnregionen mit vielen Mitochondrien – den kleinen „Energiekraftwerken" unserer Zellen. Diese Regionen benötigen viel Sauerstoff, und Bewegung hilft, sie optimal zu versorgen.

Die Forscher sind optimistisch: Regelmäßige Bewegung könnte ein wirkungsvolles Mittel sein, um Krankheiten wie Alzheimer und Parkinson vorzubeugen. Wer also seinem Gehirn etwas Gutes tun will, sollte sich öfter mal in Bewegung setzen – es lohnt sich!

Quelle:

Association Between Accelerometer-Derived Physical Activity Measurements and Brain Structure: A Population-Based Cohort Study, Fabienne Fox et al., Neurology (2022),
DOI: 10.1212/WNL.0000000000200884, URL:
https://n.neurology.org/content/early/2022/08/01/WNL.000000000020088
4

Pressemeldung: Das Gehirn profitiert bereits von leichter körperlicher Aktivität, Deutsches Zentrum für Neurodegenerative Erkrankungen e.V. (DZNE), Infor-mationsdienst Wissenschaft (idw),
https://idw-online.de/de/news799384

Wie ein Spaziergang im Grünen unser Gehirn entspannt

Dass Bewegung gut für Körper und Geist ist, wissen wir alle. Doch jetzt zeigt eine aktuelle Studie eindrucksvoll, wie sehr die Natur unser Gehirn dabei unterstützt, Stress abzubauen.

Forscher der Lise-Meitner-Gruppe für Umweltneurowissenschaften am Max-Planck-Institut für Bildungsforschung wollten es genau wissen: Wie beeinflusst ein Spaziergang in der Natur unsere Fähigkeit, mit Stress umzugehen? Dafür begleiteten sie 63 gesunde Teilnehmende, die entweder eine

Stunde durch einen Wald oder entlang einer belebten Einkaufsstraße mit Verkehr spazierten. Mithilfe funktioneller Magnetresonanztomografie (fMRT) untersuchten sie die Aktivität der Amygdala – jener Gehirnregion, die maßgeblich an der Verarbeitung von Stress beteiligt ist.

Das Ergebnis: Nach nur 60 Minuten im Wald zeigte die Amygdala der Naturspaziergänger eine deutlich reduzierte Aktivität.

Das bedeutet: das Gehirn war entspannter und weniger im „Alarmmodus". Bei den Teilnehmenden, die durch die Stadt liefen, konnte dieser Effekt nicht nachgewiesen werden.

Diese Erkenntnis bestätigt: Die Natur hat einen messbar positiven Einfluss auf unsere psychische Gesundheit. Sie hilft uns nicht nur, Stress besser zu bewältigen, sondern könnte sogar eine vorbeugende Wirkung gegen psychische Belastungen haben.

Bereits frühere Studien kamen zu einem ähnlichen Schluss: Menschen, die in der Nähe eines Waldes leben, haben eine gesündere Struktur der Amygdala – was darauf hindeutet, dass sie von Natur aus widerstandsfähiger gegenüber Stress sind.

Also, warum nicht öfter mal raus ins Grüne? Ein Spaziergang im Wald ist nicht nur eine Wohltat für die Seele, sondern auch ein kleines, natürliches Training für ein stressresistentes Gehirn.

Quelle:

Sudimac, S., Sale, V., & Kühn, S. (2022). How nature nurtures: Amygdala activity decreases as the result of a one-hour walk in nature. Molecular Psychiatry. Advance online publication.
https://doi.org/10.1038/s41380-022-01720-6

Kühn, S., Düzel, S., Eibich, P., Krekel, C., Wüstemann, H., Kolbe, J., Mårtensson, J., Goebel, J., Gallinat, J., Wagner, G. G., & Lindenberger, U. (2017). In search of features that constitute an "enriched environment" in humans: Associations between geographical properties and brain structure. Scientific Reports, 7:11920. https://doi.org/10.1038/s41598-017-12046-7

Pressemeldung: Wie beeinflusst die Natur das Gehirn? Max-Planck-Institut für Bildungsforschung, Informationsdienst Wissenschaft (idw), https://idw-online.de/de/news800634

Bewegung: Verbündeter gegen Einsamkeit

In einer Zeit, in der soziale Isolation immer mehr zur Normalität wird, hat das Zentralinstitut für Seelische Gesundheit eine spannende Entdeckung gemacht:

Körperliche Aktivität könnte der Schlüssel sein, um die negativen Folgen des Alleinseins abzufedern – gerade bei Menschen, die psychisch oder neurologisch besonders verwundbar sind.

Die Forschungsergebnisse zeigen, dass Bewegung weit mehr bewirken kann als nur körperliche Fitness. Allein schon eine Stunde lockeres Gehen täglich kann helfen, das Wohlbefinden erheblich zu steigern, selbst wenn der Kontakt zu anderen Menschen fehlt.

Und hier kommt der Clou: Dieser Effekt war auch bei reduzierter Aktivität spürbar – sogar während der Einschränkungen der COVID-19-Pandemie.

Besonders beeindruckend: Menschen mit einem erhöhten Risiko für Depressionen oder Einsamkeit profitieren offenbar am meisten von körperlicher Bewegung.

Egal ob während eines lockeren Spaziergangs oder anderer moderater Aktivitäten – die psychische Belastung ließ nach, und das Wohlbefinden nahm zu.

Für die Studie wurden insgesamt 317 junge Erwachsene sowie 30 weitere Teilnehmer während der Pandemie untersucht. Die Forscher nutzten moderne Technologien wie Beschleunigungssensoren, digitale Tagebücher auf Smartphones und Hirnbildgebung, um ein genaues Bild des Zusammenspiels zwischen sozialem Kontakt, Aktivität und mentaler Gesundheit zu erhalten.

Das Fazit: Bewegung ist nicht nur ein effektiver Weg, um die eigene psychische Gesundheit zu stärken – sie ist auch leicht zugänglich und kann präventiv eingesetzt werden. Gerade in schwierigen Zeiten, in denen soziale

Kontakte eingeschränkt sind, könnte körperliche Aktivität eine wertvolle Strategie sein, um die Herausforderungen des Alleinseins zu meistern.

Diese Erkenntnisse liefern wichtige Impulse für die Förderung der öffentlichen Gesundheit und zeigen, wie mächtig der Einfluss von Bewegung auf unser Wohlbefinden tatsächlich ist. Warum also nicht heute schon den ersten Schritt tun – buchstäblich?

Quelle:

Benedyk A*, Reichert M*, Giurgiu M, Timm I, Reinhard I, Nigg C, Berhe O, Moldavski A, von der Goltz C, Braun U, Ebner-Priemer U, Meyer-Lindenberg A*, Tost H*: Real-life behavioral and neural circuit markers of physical activity as a compensatory mechanism for social isolation. Nature Mental Health. 2024, doi:

10.1038/s44220-024-00204-6

https://www.nature.com/articles/s44220-024-00204-6

Research Briefing: Benedyk A*, Reichert M* et al.: Physical activity compensates affective down-sides of daily life aloneness. Nature Mental Health. 2024, doi:

10.1038/s44220-024-00205-5

https://www.nature.com/articles/s44220-024-00205-5

*geteilte AutorInnenschaft.

Pressemeldung: Körperliche Aktivität kann negative Konsequenzen des Alleinseins kompensieren, Zentralinstitut für Seelische Gesundheit, Informationsdienst Wissenschaft (idw),
https://idw-online.de/de/news828937

Wenn Sonnenlicht zum Auslöser wird – Neue Erkenntnisse zur Lichtempfindlichkeit

Sonne ist essenziell für unsere Gesundheit und unser Wohlbefinden – das steht außer Frage. Doch wie so oft im Leben macht die Dosis das Gift. Während Sonnenlicht bei den meisten Menschen positive Effekte hat, kann es für einige zu einer unerwarteten Herausforderung werden. Besonders

Menschen mit der Autoimmunerkrankung Lupus erythematodes reagieren oft überempfindlich auf UV-Strahlen. Doch warum ist das so?

Eine Forscherin der Universitätsmedizin Göttingen ist dieser Frage nachgegangen und hat einen spannenden Mechanismus aufgedeckt:

Die erhöhte Lichtempfindlichkeit bei Lupus-Patienten könnte mit einer Fehlregulation des angeborenen Immunsystems zusammenhängen.

Dabei spielen sogenannte neutrophile Granulozyten eine Schlüsselrolle – spezialisierte Immunzellen, die normalerweise wie kleine Netzwerfer arbeiten. Sie setzen sogenannte Neutrophil Extracellular Traps (NETs) frei, eine Art Fangnetz, um Krankheitserreger wie Viren, Bakterien und Pilze abzuwehren. Doch genau hier scheint es bei Lupus zu Problemen zu kommen. Statt diese NETs nach getaner Arbeit wieder abzubauen, bleiben sie übermäßig lange im Körper, was das Immunsystem in Alarmbereitschaft versetzt.

Die Folge: Es bildet vermehrt Antikörper gegen diese eigenen Strukturen – ein klassisches Merkmal von Autoimmunerkrankungen.

Besonders interessant: Die Wissenschaftlerin konnte zeigen, dass Licht die neutrophilen Granulozyten dazu anregen kann, verstärkt NETs zu bilden. Das könnte erklären, warum Menschen mit Lupus so empfindlich auf Sonnenlicht reagieren – ihr Immunsystem gerät durch die verstärkte NET-Bildung regelrecht in Aufruhr.

Diese Erkenntnis zeigt einmal mehr, wie wichtig eine ausgeglichene Balance im Körper ist. Denn auch wenn Sonnenlicht essenziell für unsere Gesundheit ist, kommt es darauf an, wie gut unser Immunsystem damit umgehen kann. Ein faszinierender Einblick in die komplexe Wechselwirkung zwischen äußeren Einflüssen und unserem körpereigenen Abwehrsystem.

Quelle:
Luise Erpenbeck, Antonia Luise Gruhn, Galina Kudryasheva, Gökhan Günay, Daniel Meyer, Julia Busse, Elsa Neubert, Michael P. Schön, Florian Rehfeldt and Sebastian Kruss. Effect of Adhesion and Substrate Elasticity on

Neutrophil Extracellular Trap Formation. Front. Immunol., 01 October 2019. https://doi.org/10.3389/fimmu.2019.02320

Pressemeldung: Sonne und das angeborene Immunsystem, Universitätsmedizin Göttingen - Georg-August-Universität, Informationsdienst Wissenschaft (idw),
https://idw-online.de/de/news753923

Musiktherapie senkt Stress bei Operationen: Neue Studie liefert spannende Einblicke

Musik hat eine magische Wirkung – das wussten schon die alten Griechen. Sie beeinflusst nicht nur unsere Seele, sondern auch unseren Körper. Deshalb wird Musiktherapie heute oft als unterstützende Maßnahme in der Medizin eingesetzt.

Aktuelle Forschungsergebnisse der Heinrich-Heine-Universität Düsseldorf bringen dieses Thema wieder ins Rampenlicht.

Die Wissenschaftler haben herausgefunden, dass Musik bei medizinischen Eingriffen die physiologischen Reaktionen auf Stress positiv beeinflusst.

Konkret konnten sie zeigen, dass das Stresshormon Cortisol gesenkt wird, während Herzfrequenz und Blutdruck stabiler bleiben. Wie lief die Studie ab?

Die Forscher begleiteten 84 Patientinnen, die sich einer Portkatheter-Operation unter Lokalanästhesie unterzogen – ein Eingriff, der zur Vorbereitung einer Chemotherapie durchgeführt wird und oft mit hohem Stress verbunden ist. Die Patientinnen hatten dabei die Wahl: Jazz, Klassik, Lounge-Musik oder Meditationsklänge. Per Zufallsprinzip wurde einigen von ihnen Musik vorgespielt, während andere keine musikalische Unterstützung erhielten.

Die Ergebnisse sind beeindruckend:

Die Frauen, die während des Eingriffs Musik hörten, zeigten deutlich geringere Anzeichen von Stress und Angst. Sowohl objektive Parameter wie

Cortisolspiegel und Herzfrequenz als auch subjektive Empfindungen verbesserten sich spürbar.

Für die Wissenschaftler ist das eine klare Botschaft: Musiktherapie während Operationen kann nicht nur den Stress senken, sondern auch das Wohlbefinden der Patienten steigern. Eine einfache, aber wirksame Methode, um medizinische Eingriffe ein Stück angenehmer zu machen – und ein weiterer Beweis für die heilsame Kraft der Musik.

Quelle:

Nora K. Schaal, Johanna Brückner, Oliver T. Wolf, Eugen Ruckhäberle, Tanja Fehm & Philip Hepp, The effects of a music intervention during port catheter placement on anxiety and stress, Scientific Reports (2021) 11:5807, DOI: 10.1038/s41598-021-85139-z

Pressemeldung: Positive Wirkung von begleitender Musiktherapie bei Operationen, Heinrich-Heine-Universität Düsseldorf, Informationsdienst Wissenschaft (idw), https://idw-online.de/de/news764950

Wie gestörter Schlaf das Gehirn belasten kann – und was dagegen hilft

Schlechter Schlaf ist nicht nur lästig – er kann langfristig ernsthafte Folgen für die geistige Gesundheit haben. Besonders Menschen ab 65 Jahren sollten aufmerksam sein:

Ihr Risiko für Alzheimer oder Demenz verdoppelt sich, wenn der Schlaf über längere Zeit gestört ist.

Doch warum ist das so?

Unser Gehirn nutzt die Nacht nicht nur zur Erholung, sondern auch zur „Reinigung". Während der Tief- und REM-Schlafphasen werden wichtige Informationen verarbeitet, Erlebnisse sortiert und Stress abgebaut. Gleichzeitig beseitigt das Gehirn zelluläre Abfallstoffe, darunter schädliche Proteinablagerungen, die mit neurodegenerativen Erkrankungen in Verbindung gebracht werden.

Wird dieser Prozess durch häufige Wachphasen oder fragmentierten Schlaf gestört, können sich diese Ablagerungen ansammeln – ein möglicher Wegbereiter für Demenz.

Doch es gibt noch einen anderen wichtigen Aspekt: Schlechter Schlaf kann ein erstes Warnsignal für beginnende kognitive Einschränkungen sein

– selbst dann, wenn noch keine offensichtlichen Symptome einer Erkrankung vorliegen. Besonders alarmierend ist dabei, dass mittlerweile fast die Hälfte der über 60-Jährigen in Deutschland über Schlafprobleme klagt.

Die gute Nachricht? Man kann etwas dagegen tun – und das oft sogar ohne Medikamente. Wissenschaftler empfehlen vor allem verhaltenstherapeutische Ansätze, da sie langfristig wirksamer sind als Schlafmittel. Dazu gehören Maßnahmen wie eine gute Schlafhygiene, eine ruhige und angenehme Schlafumgebung, feste Zubettgehzeiten und die richtige Ernährung vor dem Schlafengehen. Auch ausreichend Tageslicht und körperliche Aktivität während des Tages spielen eine entscheidende Rolle. In manchen Fällen kann sogar eine gezielte Lichttherapie helfen, den Tag-Nacht-Rhythmus zu stabilisieren.

Kurz gesagt: Ein gesunder Schlaf ist ein echter Schutzschild für unser Gehirn. Wer ihn ernst nimmt, kann nicht nur seine geistige Fitness erhalten, sondern auch möglichen Krankheiten vorbeugen.

Quelle:
Pressemeldung: Verhaltenstherapie statt Medikamente: Gesunder Schlaf kann Demenzverlauf positiv beeinflussen, Deutsche Gesellschaft für Geriatrie (DGG), Informationsdienst Wissenschaft (idw),
https://idw-online.de/de/news799287

Wie Schlaf unser Gehirn dabei unterstützt, komplexe Erinnerungen zu verknüpfen

Schlaf ist weit mehr als bloße Erholung – er ist ein echter Gedächtnis-Booster! Während wir träumen, arbeitet unser Gehirn auf Hochtouren daran, Erinnerungen zu festigen. Doch nicht nur das:

Neue Forschungsergebnisse zeigen, dass der Schlaf auch schwache Assoziationen stärkt und sogar neue Verbindungen zwischen Gedanken herstellt.

Bisher konzentrierte sich die Forschung meist auf einfache Erinnerungen. Doch eine aktuelle Studie wollte es genauer wissen: Wie beeinflusst Schlaf die Verknüpfung komplexer Informationen?

Die Teilnehmenden wurden gebeten, sich vielschichtige Assoziationen einzuprägen. Danach verbrachten einige eine Nacht im Schlaflabor, während andere wach blieben. Erst nach einer weiteren Nacht der Erholung wurde getestet, welche Zusammenhänge sich besonders gut ins Gedächtnis eingebrannt hatten.

Das Ergebnis: Der Schlaf half vor allem dabei, schwächere Assoziationen zu stabilisieren und völlig neue Verbindungen zu knüpfen.

Dadurch verbesserten sich die Erinnerungen an verschiedene Aspekte eines Ereignisses deutlich – ein klarer Vorteil gegenüber der Wachphase.

Doch was genau passiert im Gehirn? Die Forschenden fanden heraus, dass sogenannte Schlafspindeln – schnelle, rhythmische Aktivitätsmuster im Schlaf – eine Schlüsselrolle spielen. Sie fördern aktiv die Verfestigung von Erinnerungen und erleichtern es dem Gehirn, komplexe Zusammenhänge zu speichern und später wieder abzurufen.

Diese Erkenntnisse erweitern unser Verständnis darüber, wie Schlaf nicht nur isolierte Fakten sichert, sondern uns hilft, ganze Erlebnisse zu verknüpfen. Anders gesagt: Während wir schlafen, webt unser Gehirn aus losen Erinnerungsfäden ein stabiles Netz – und sorgt so dafür, dass wir uns am nächsten Morgen nicht nur an Einzelheiten, sondern an das große Ganze erinnern können.

Quelle:

Nicolas Lutz, Estefanía Martínez-Albert, Hannah Friedrich, Jan Born & Luciana Besedovsky: Sleep shapes the associative structure underlying pattern completion in multielement event memory. Proceedings of the National Academy of Sciences (PNAS), 2023.

https://doi.org/10.1073/pnas.2314423121

Pressemeldung: Schlafforschung: Wer schläft, erinnert sich besser an komplexe Zusammenhänge, Ludwig-Maximilians-Universität München, Informationsdienst Wissenschaft (idw),
https://idw-online.de/de/news828991

Wie Schlafmangel das Herz-Kreislauf-System gefährdet

Schlaf ist weit mehr als nur eine Ruhepause – er ist ein essenzieller Bestandteil der körperlichen Regeneration. Während der Nacht werden der Stoffwechsel optimiert, das Immunsystem gestärkt und wichtige Reparaturprozesse in Gang gesetzt.

Auch das Herz-Kreislauf-System profitiert: Herzschlag und Blutdruck sinken, was langfristig zur Stabilisierung des Blutdrucks beiträgt. Die Deutsche Herzstiftung bringt es auf den Punkt: „Gesunder Schlaf wirkt wie ein Medikament."

Ein dauerhaftes Schlafdefizit hingegen versetzt den Körper in einen Stresszustand.

Entzündungsprozesse werden angekurbelt, und es entstehen aggressive Sauerstoffmoleküle – sogenannte freie Radikale. Diese greifen Zellen und Gewebe an und fördern die Verkalkung der Arterien. Die Folge ist ein erhöhtes Risiko für Herz-Kreislauf-Erkrankungen.

Besonders problematisch sind schlafbezogene Atemstörungen wie die obstruktive Schlafapnoe. Wiederholte Atemaussetzer in der Nacht führen zu einer unzureichenden Sauerstoffversorgung der Organe. Blutdruck und Herzfrequenz steigen an, wodurch das Risiko für Herzinfarkt, Schlaganfall und Herzschwäche erheblich zunimmt.

Ein gesunder Schlaf ist somit ein zentraler Baustein für die Herzgesundheit. Wer ihn vernachlässigt, setzt das Herz-Kreislauf-System einer dauerhaften Belastung aus – mit potenziell schwerwiegenden Folgen.

Quelle:
Fox, H., Sinha A. et al.: Positionspapier „Schlafmedizin der Kardiologie", Update 2021. DOI 10.1007/s12181-021-00506-4

Pressemeldung: Gesunder Schlaf: Warum so wichtig fürs Herz?, Deutsche Herzstiftung e.V./Deutsche Stiftung für Herzforschung, Informationsdienst Wissenschaft (idw), https://idw-online.de/de/news794125

Warum Herzschwäche den Schlaf rauben kann

Menschen mit Herzschwäche brauchen oft mehr Ruhe und Erholung – das klingt erst einmal logisch. Doch genau hier steckt ein Problem: Rund ein Drittel der Betroffenen kämpft zusätzlich mit Schlafstörungen. Aber warum ist das so? Ein Forscherteam der Technischen Universität München hat die Antwort gefunden.

Der Schlüssel liegt in einem Nervenknoten im Halsbereich, dem sogenannten oberen Halsganglion.

Dieser Nervenknoten beeinflusst nicht nur das Herz, sondern auch die Zirbeldrüse – die kleine Drüse im Gehirn, die für die Produktion des Schlafhormons Melatonin verantwortlich ist. Professor Dr. Dr. Stefan Engelhardt, Experte für Pharmakologie und Toxikologie, erklärt das bildhaft: „Um sich unsere Ergebnisse zu verdeutlichen, kann man sich das Ganglion als elektrischen Schaltkasten vorstellen. Bei einer Herzerkrankung kann es bildlich gesprochen vorkommen, dass ein Problem mit einer Leitung zu einem Feuer im Schaltkasten führt, das schließlich auf eine andere Leitung überspringt."

Die Forscher fanden bei Mäusen mit Herzschwäche entzündliche Zellen (Makrophagen) im Halsganglion, die dort Narbengewebe entstehen ließen. Das hatte fatale Folgen: Nervenzellen wurden beschädigt oder zerstört, sodass weniger Signale zur Zirbeldrüse gelangten – und damit auch weniger Melatonin produziert wurde. Ähnliche Mechanismen wurden auch bei herzkranken Menschen nachgewiesen. Das könnte erklären, warum so viele Betroffene nicht nur mit ihrem Herzen, sondern auch mit schlechtem Schlaf zu kämpfen haben.

Quelle:

K.A. Ziegler, A. Ahles, A. Dueck, D. Esfandyari, P. Pichler, K. Weber, S. Kotschi, A. Bartelt, I. Sinicina, M. Graw, H. Leonhardt, L. Weckbach, S. Massberg, M. Schifferer, M. Simons, L. Hoeher, J. Luo, A. Ertürk, G.G. Schiattarella, Y. Sassi, T. Misgeld, S. Engelhardt. "Immune-mediated denervation of the pineal gland underlies sleep disturbance in cardiac disease".

Science (2023).
DOI: https://doi.org/10.1126/science.abn6366

Pressemeldung: Ursache für Schlafstörungen bei Herzschwäche gefunden, Technische Universität München, Informationsdienst Wissenschaft (idw), https://idw-online.de/de/news818196

Wie Bewegung die Leber in Schwung bringt

Regelmäßige körperliche Aktivität kann wahre Wunder für die Leber bewirken – und das sogar bevor ernsthafte Probleme wie eine Fettleber entstehen.

Wissenschaftler haben herausgefunden, dass Bewegung den Energiestoffwechsel der Leber gezielt beeinflusst und gleich mehrere positive Effekte mit sich bringt.

In einer Studie mit Mäusen zeigte sich: Sport reguliert zentrale Enzyme, die für den Abbau von Glucose und Fructose in der Leber verantwortlich sind. Auch der mitochondriale Pyruvatstoffwechsel wird positiv beeinflusst. Und das hat weitreichende Folgen:

Weniger Fett in der Leber: Durch Bewegung wird der Überschuss an Nährstoffen reduziert, der sonst für die Fettsynthese genutzt würde.

Bessere Blutzuckerkontrolle: Trainierte Mäuse konnten ihren Glucosespiegel effizienter regulieren.

Entlastung für die Leber: Eine gesteigerte Atmungskapazität der Skelettmuskulatur nimmt der Leber Arbeit ab.

Diese Erkenntnisse sind besonders relevant, denn weltweit leidet rund jeder vierte Mensch an einer nicht-alkoholischen Fettlebererkrankung. Die Folgen sind ernst: Mit der Zeit verlieren die Mitochondrien – die "Kraftwerke" der Zellen – ihre Funktion, was das Risiko für Typ-2-Diabetes, Leberzirrhose und Herz-Kreislauf-Erkrankungen erhöht.

Ein entscheidender Faktor dabei ist das Ungleichgewicht zwischen Energiezufuhr und -verbrauch. Und genau hier setzt Bewegung an: Sie hilft der Leber, sich an veränderte Energieverhältnisse anzupassen und gesund zu bleiben.

Kurz gesagt: Wer seiner Leber etwas Gutes tun will, sollte in Bewegung bleiben!

Quelle:

Hoene, M. et al.: Exercise prevents fatty liver by modifying the compensatory response of mitochondrial metabolism to excess substrate availability. Molecular Metabolism;
DOI: https://doi.org/10.1016/j.molmet.2021.101359

Pressemeldung: Wie regelmäßiger Sport vor Fettleber-assoziierten Erkrankungen schützen kann, Deutsches Zentrum für Diabetesforschung, Informationsdienst Wissenschaft (idw),
https://idw-online.de/de/news785939

Wie gesund ist Sport im Freien wirklich? Studie warnt vor Feinstaub-Risiken

Sport hält fit, stärkt das Herz und sorgt für Wohlbefinden – so weit, so bekannt. Doch was, wenn die Luft, die wir dabei einatmen, unserer Gesundheit mehr schadet als nützt? Eine südkoreanische Studie mit rund 1,5 Millionen jungen Erwachsenen hat genau das untersucht – mit beunruhigenden Ergebnissen.

Demnach kann eine hohe Feinstaubbelastung die positiven Effekte von Sport im Freien erheblich beeinträchtigen, insbesondere für das Herz-Kreislauf-System.

In der EU liegen die geltenden Grenzwerte gefährlich nah an den kritischen Bereichen, in denen gesundheitliche Schäden auftreten können. Es gibt offene Fragen, etwa wie kurzfristige Luftverschmutzung in Kombination mit intensiver körperlicher Aktivität das Herz-Kreislauf-System beeinflusst.

Fakt ist: Feinstaub kann chronische Entzündungen in den Blutgefäßen, am

Herzen und im Gehirn auslösen – mit potenziell fatalen Folgen wie Herzinfarkt oder Schlaganfall. (1)

Studien zeigen sogar, dass Luftverschmutzung die weltweite Lebenserwartung stärker verkürzt als viele andere bekannte Gesundheitsrisiken, darunter Herzkrankheiten und Infektionskrankheiten. (2)

Die gute Nachricht: Wer informiert ist, kann sich schützen. Mittlerweile gibt es zahlreiche Messstationen, die die Luftqualität in Echtzeit erfassen. Spezielle Apps helfen dabei, belastete Gebiete zu meiden. Einfach im App-Store nach „Feinstaub" oder „Luftqualität" suchen und sicherer durchatmen.

Quelle:

(1)

Thomas Münzel, Omar Hahad, Andreas Daiber, Running in polluted air is a two-edged sword — physical exercise in low air pollution areas is cardioprotective but detrimental for the heart in high air pollution areas, European Heart Journal, 2021; ehab227, doi: 10.1093/eurheartj/ehab139.

Pressemeldung: Sport bei starker Luftverschmutzung schadet Herz und Kreislauf, Deutsches Zentrum für Herz-Kreislauf-Forschung e.V., Informationsdienst Wissenschaft (idw),
https://idw-online.de/de/news770251

(2)

Loss of life expectancy from air pollution compared to other risk factors by country; Jos Lelieveld, Andrea Pozzer, Ulrich Pöschl, Mohammed Fnais, Andy Haines, Thomas Münzel; Cardiovascular Research 2020, DOI: 10.1093/cvr/cvaa025

Pressemeldung: Luftverschmutzung ist eines der weltweit führenden Gesundheitsrisiken, Universitätsmedizin der Johannes Gutenberg-Universität Mainz, Informationsdienst Wissenschaft (idw),
https://idw-online.de/de/news741212

Der perfekte Zeitpunkt für Sport

Wann der perfekte Moment für sportliche Aktivitäten ist, könnte weit mehr beeinflussen, als wir bisher dachten. Eine bahnbrechende Studie zeigt, wie die Zeit des Tages den Einfluss von Bewegung auf unseren Stoffwechsel steuert – und das über mehrere Gewebe hinweg.

Was dahinter steckt? Unser Körper folgt einem inneren Zeitplan, dem sogenannten zirkadianen Rhythmus, der innerhalb von 24 Stunden fast alle biologischen Prozesse reguliert. Doch nicht nur die Uhr tickt mit – auch die verschiedenen Gewebe unseres Körpers reagieren zu unterschiedlichen Tageszeiten unterschiedlich auf Bewegung.

Das bedeutet, der Zeitpunkt, an dem wir uns sportlich betätigen, kann darüber entscheiden, wie positiv die Wirkung auf unsere Organe ausfällt.

Nach dem Training produziert unser Körper organabhängig und je nach Tageszeit ganz unterschiedliche Signale, die unsere Gesundheit beeinflussen. Diese reichen von der Regulierung des Stoffwechsels über die Verbesserung der körperlichen Leistungsfähigkeit bis hin zu positiven Effekten auf Schlaf und Gedächtnis.

Wie diese Zusammenhänge im Detail funktionieren, hat ein internationales Forschungsteam nun entschlüsselt. Sie untersuchten Blutproben sowie Gewebeproben von Muskeln, Leber, Fett, Gehirn und Herz und analysierten hunderte von Stoffwechselprodukten und Hormonen, die durch sportliche Aktivität je nach Tageszeit verändert werden.

Das Ergebnis dieser intensiven Forschung wurde im „Atlas des Bewegungsstoffwechsels" zusammengefasst – eine Art Landkarte, die aufzeigt, welche Signalmoleküle nach körperlicher Anstrengung in den verschiedenen Geweben zu welcher Tageszeit auftauchen.

Dank dieser Entdeckungen könnten künftige Studien noch gezielter untersuchen, wann genau der richtige Zeitpunkt für sportliche Aktivitäten ist – nicht nur für die Verbesserung der Gesundheit, sondern auch für die Prävention und Behandlung von Krankheiten.

Quelle:

Sato, Dyar, Treebak et al., 2022: Atlas of Exercise Metabolism Reveals Time-Dependent Signatures of Metabolic Homeostasis. Cell Metabolism, DOI: 10.1016/j.cmet.2021.12.016.

Pressemeldung: Morgensport vs. Abendsport: Forschende entschlüsseln die unterschiedlichen Auswirkungen auf unsere Gesundheit, Helmholtz Zentrum München – Deutsches Forschungszentrum für Gesundheit und Umwelt, Informationsdienst Wissenschaft (idw),
https://idw-online.de/de/news786661

Wenn Tradition auf Moderne trifft

Um die Frage aus dem Titel "Hilft das überhaupt?" abschließend zu beantworten: die bisherigen Beiträge in diesem Werk bestätigen es.

Die Wirksamkeit natürlicher Hilfsmittel beruht nicht auf einem Placebo-Effekt (auch wenn das in manchen Fällen so sein könnte) oder den Fantasien von alternativen Medizinern.

Die neuen wissenschaftlichen Erkenntnisse bestätigen die vielen teils Jahrtausende alten Erfahrungen auf eindrückliche Weise. Wir werden in der Zukunft noch vielen weiteren Überraschungen begegnen und darüber berichten.

Ihre Redaktion
Medizin & Gesundheit

Ein Service für Sie:

Möchten Sie zukünftig informiert werden über neue Ausgaben des Magazins und zu neuen Erkenntnissen aus der Wissenschaft?

Dann können Sie sich hier kostenlos registrieren:

https://mediportal-online.eu/hilft_das_registrieren

Über den Autor

Michael Petersen, geboren 1962, aufgewachsen in Karlsruhe, lebt heute mit seiner Familie im Allgäu. Heilpraktiker, Online-Redakteur und Autor. Nach langjähriger Tätigkeit in einer großen Praxis, gibt er heute seine Erfahrungen auf publizistischem Wege weiter. Erfahrungen aus über zwanzig Jahren mit dem ganzheitlich ursachenorientierten Ansatz – beobachtet und analysiert an zahlreichen Patienten.

Weitere Bücher des Autors

Vom Schmerz zur Heilung

Das Werk zeigt einen spannenden Lösungsweg auf, von einer schweren gesundheitlichen Krise zurück zu einem gesunden Leben. Der Autor Michael Petersen erzählt darin seine ganz persönliche Geschichte und wie er dank eines speziellen Ansatzes zurück zur Gesundheit gefunden hat. Es ist wohl eine der tiefgründigsten Einführungen in die wirklichen Geheimnisse der Gesundheit.

Michael Petersen, Verlag Tredition
ISBN 978-3-7345-4202-2

Bluthochdruck Gefahr muss nicht sein

Der Hauptgrund, weshalb Menschen mit Bluthochdruck dauerhaft Tabletten schlucken müssen, besteht darin, dass die Ursachen zu wenig beachtet werden. Der clevere Weg ist der ursachenorientierte Ansatz. In dem Buch wird genau dieser ursachenorientierte Ansatz beschrieben und wie Sie ihn nutzen können.

Michael Petersen, Amazon
ISB 978-1-9803-0247-6

Der Trick mit dem Immunsystem

Das Immunsystem kann durch eine Vielzahl von Faktoren empfindlich gestört werden. Mit der Folge schwerer Erkrankungen. In dem Buch wird erläutert, worin diese Fallen liegen. Und was man tun kann, um ihnen zu begegnen.

Michael Petersen, Amazon
ISBN 978-1-5498-0187-7

Übersäuerung Nein, Danke!

Vor dem Hintergrund einwandfreier Laborwerte bleiben Übersäuerungen oft unentdeckt. Viele Menschen leiden jedoch unter Beschwerden, die auf eine Übersäuerung hinweisen. Typisch sind Schmerzen im ganzen Körper, Gicht, Rheuma, Arteriosklerose, Übergewicht, häufige Infekte, Müdigkeit, Erschöpfung und vieles mehr Der Autor erläutert die Hintergründe und beschreibt, wie man den Säure-Basen-Haushalt gesund im Gleichgewicht halten kann. Neben zahlreichen natürlichen Ansätzen geht er auf eine ganz spezielle Methode ein, mit der er solche Hintergründe regelmäßig aufspürt.

Michael Petersen, Amazon
ISBN 978-1-7964-2056-2

Perspektiven bei Autismus

Immer mehr Menschen leiden unter Autismus-Spektrum-Störungen. Doch was steckt dahinter? Was sind die Ursachen? Und wo liegen die Lösungsansätze? Das Buch liefert die Antworten auf diese Fragen. Von der klinischen Ausgangslage, über wissenschaftliche Erkenntnisse bis hin zur ganzheitlichen Sichtweise.

Michael Petersen, Amazon
ISBN 978-1-0738-0727-7

Schluss mit den Schmerzen

Der Autor erläutert die Bedeutung und die Ursachen von Schmerzen und wie wir sie zu unserem Vorteil nutzen können. Er zeigt die verschiedenen Lösungsansätze auf, von den klinischen bis hin zu den komplementären und alternativen Möglichkeiten. Außerdem beleuchtet er einen ursachenorientierten Ansatz, den er aufgrund seiner langjährigen positiven Erfahrungen besonders schätzt. Dazu gibt es eine Wirksamkeitsstudie, die ebenfalls vorgestellt und erläutert wird. Auszüge aus der Sammlung von Erfahrungsberichten untermauern die Lösungswege.

Michael Petersen, Amazon
ISBN 979-8-7083-8463-8

Wichtige Hinweise

Diese Informationen können den Besuch beim Therapeuten nicht ersetzen. Verwenden Sie deshalb unsere Informationen nie als alleinige Grundlage für Ihre gesundheitlichen Entscheidungen. Die Fragen nach einer Behandlung und Therapie kann immer nur aufgrund Ihrer individuellen Situation beantwortet werden. Selbstmedikationen können daher nicht empfohlen werden. Unsere Informationen sollen Ihnen lediglich dazu verhelfen, die Zusammenhänge besser zu verstehen und ein Gespräch mit einem Therapeuten vorzubereiten.

Der Inhalt und die Beiträge wurden sorgfältig recherchiert. Dennoch wird eine Haftung ausgeschlossen.

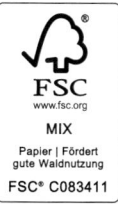

Zeitfracht Medien GmbH
Ferdinand-Jühlke-Straße 7
99095 Erfurt, Deutschland
produktsicherheit@kolibri360.de